# Le syndrome
# de Schopenhauer

**Psycho - logiques**

*Collection fondée par Philippe Brenot*
*et dirigée par Joël Bernat*

Sans exclusives ni frontières, les logiques président au fonctionnement psychique comme à la vie relationnelle. Toutes les pratiques, toutes les écoles ont leur place dans Psycho - logiques.

**Déjà parus**

Clément RIZET, *Les tentatives de suicide des adolescents. Du Négatif à la Subjectivation*, 2018.
Walter TRINCA, *les multiples visages du* self, *Traduit du brésilien par Pascal Reuillard*, 2018.
Sophia DUCCESCHI JUDES, *Anorexie mentale, Quand un père passe… et manque*, 2018.
Agnès VOLTA & Jean-Claude ROLLET, *Influence socio-culturelle sur la souffrance psychique, Une question de place,* 2017.
Jean-Claude GRULIER, *Eugène Minkowski, philosophe de la psychiatrie*, 2017.
Christian LEJOSNE, *Un fil rouge. Ce qui relie l'œuvre d'un auteur à son enfance, selon la théorie d'Alice Miller (Abécédaire)*, 2017.
Marie-Laure BALAS-AUBIGNAT, *Identification au traumatisme des petits-enfants de survivants*, 2017.
Cécile CHARRIER, *Tous des monstres. Voir sa violence en face*, 2017.
Myriam NOËL-WINDERLING, *Théorie de la solitude,* 2017.
Arlette VILLA-PORTENSEIGNE, *L'expertise sous le regard de la psychanalyse. « Faux-Pas » ou la question des mères*, 2017.
Sébastien PONNOU, *Le travail social à l'épreuve de la clinique psychanalytique*, 2016.
Souad BEN HAMED-VERNOTTE, *Approche clinique de quelques mécanismes pervers narcissiques, La face cachée de la relation*, 2016.
Mourad MERDACI, *Adolescence algérienne. Liens et cliniques*, 2016.

Didier Bourgeois

# Le syndrome de Schopenhauer

*Variante psycho-sociale des troubles du comportement à l'adolescence*

L'Harmattan

## Du même auteur

*Criminologie politique et psychiatrie,* Edition L'Harmattan, Paris, 2002.

*Comprendre et soigner les états-limites.* Dunod, 2005, 2° édition 2010.

*PsyCause un grand Dess(e)in pour la psychiatrie,* Ed Mario Mella, 2008.


**5-7, rue de l'Ecole-Polytechnique, 75005 Paris**

http://www.editions-harmattan.fr

ISBN : 978-2-343-14300-2
EAN : 9782343143002

# Introduction

La psychiatrie de l'adolescent produit une clinique riche et évolutive, parfois déroutante. L'adolescence n'est pas une maladie, bien heureusement, mais elle est lieu de confluence de bien des dangers et, de plus en plus souvent, la psychiatrie est convoquée à son sujet. C'est sans doute un aveu d'impuissance dans la mesure où les dispositifs classiques se retrouvent débordés : enseignants, éducateurs au sens large, le législateur et les auxiliaires de justice sont désormais en grande difficulté pour cadrer et pour aider certains adolescents difficiles, mais aussi certains adolescents jusque-là sans histoire mais susceptibles de mettre en acte, brutalement, sans prodrome, sans lendemain parfois, le pire. Le pire change : c'est un jour une tuerie de masse, un jour un crime intrafamilial, un jour le départ pour le Jihad, un jour aussi, souvent, le suicide qui laisse les proches pantois et pleins d'interrogations.

Les références concernant l'adolescence sont bouleversées dans la mesure où les adolescents d'aujourd'hui n'ont plus rien à voir avec ceux des générations précédentes. Ils sont plus mûrs que leurs aînés, et le contexte social y est pour quelque chose, ils sont plus informés et plus détachés, plus singuliers en fait. Leur singularité est leur richesse et nul dispositif ne pourra les normaliser tout à fait, le temps fera son œuvre sur la plupart, et encore. C'est en elle que s'ancrent leur souffrance et leur complexité.

De nouveaux modèles de fonctionnement apparaissent, ils ne sont pas forcément pathologiques, c'est-à-dire qu'ils sont sans lien avec une maladie mentale identifiable, mais ils sont souvent profondément transgressifs, c'est le propre des adolescents. Et ils transgressent là où on ne s'y attend pas. L'adolescent surprend toujours l'adulte, que ce soit par son âge (on est parfois face à des ados de huit ans ou face à de grands ados quarantenaires), que ce soit par ses réactions : violence et absolu des émotions, passage à l'acte.

Nous allons nous attacher à décrire ce qui est (encore) permanent chez les adolescents actuels et ce qui change, en essayant d'individualiser à travers une triade symptomatique (adolescent, surdoué, suicidaire) ce qui pourrait être une catégorie particulière d'adolescents à prendre en compte, surtout si les modalités de leur prise en charge s'éloignent de ce qui est à ce jour admis et si, au fond, ces modalités pouvaient utilement se voir transposées au suivi d'autres souffrances individuelles. L'adolescence étant une charnière existentielle, c'est du côté des thérapies existentielles qu'il faut puiser pour remettre en mouvement ce qui se trouve en panne, insuffler de la vie et des perspectives d'avenir là où rien ne semble valoir la peine d'être vécu. Il nous paraît particulièrement important que les parents et toutes personnes ayant à les côtoyer significativement ne passent pas à côté de cette problématique spécifique : adolescent, surdoué, suicidaire : ce que nous appelons « le syndrome de Schopenhauer ». Pour cerner ce concept, nous allons tout d'abord décrire ce qu'est l'adolescence, dans sa singularité physiologique, psychique et sociale, ce qu'implique la notion d'hyper-compréhension précoce du monde en tant qu'expérience de la différence et modalité d'être confronté au réel, ce que peut signifier l'inappétence à la vie.

A travers des vignettes cliniques concernant des adolescents très divers, nous allons décrire ce qu'est le syndrome de Schopenhauer et explorer des pistes pour une prise en compte spécifique et adaptée de leur besoin d'étayage, sinon de thérapie.

# Partie I

## L'adolescence et ses enjeux - Quelques repères préalables

### Chapitre I : L'adolescent et ses parents

La vie des parents d'un adolescent n'est pas simple. Les adolescents ont l'art de poser les bonnes questions mais de la plus mauvaise des manières, la plupart du temps dangereuse pour eux, explosive et déstabilisante pour l'entourage. L'adolescence est une crise et si elle est une épreuve, pour l'intéressé en premier chef, elle l'est pour ses parents aussi car elle réactive comme chez lui des problématiques puissantes, à la fois transgénérationnelles et intra-personnelles. Elle est un organisateur au sens de R. Spitz[1], c'est-à-dire qu'elle ne peut

[1] R. Spitz note *trois marqueurs du développement psychique* de l'enfant qu'il nomme organisateurs, notion issue de l'embryologie. A lire : R. Spitz : *De la naissance à la parole*, Ed. PUF 1993. Ces organisateurs sont lieux de convergence entre des niveaux de maturation psychique et physique ayant une influence sur la suite de la maturation et du processus développemental psycho-physique puis psycho-physico-chimio-social dans la mesure où l'être humain, néoténique, est (pré)destiné à devenir un être bio-psycho-social. A partir de l'acquisition d'un organisateur, la psyché se réorganise à un niveau plus complexe que précédemment et tend vers l'étape suivante. Ces organisateurs sont chronologiquement déterminables. Et ils déterminent en retour des phases du développement. Les premiers organisateurs sont purement biologiques (foetogenèse, embryogenèse), les suivants sont psycho-physiques (cf. le sourire, l'angoisse du 8e mois, et la possibilité de dire Non, selon Spitz) dans la mesure où de l'inné s'exprime principalement. Les suivants sont psycho-bio-sociaux : la phase de latence, l'adolescence et ses avatars. On peut, par extension, imaginer des organisateurs purement sociaux : la première relation sexuelle, le premier travail rémunéré, l'union, la retraite. Le dernier organisateur serait la mort, psycho-bio-social à

pas ne pas se dérouler, sauf dans des cas pathologiques, mais son déroulement est si périlleux et brutal qu'il constitue par lui-même un traumatisme, salutaire certes, mais terrible.

L'adolescence est, entre autres choses, un travail de deuil et elle a une mission psychique : dans une perspective psychanalytique, il faut liquider la situation œdipienne. En ce sens, elle est considérée comme la dernière chance de résoudre spontanément son Œdipe. La période œdipienne est le théâtre d'un rapport de force affectif et sexuel au sein de la famille, dont l'enfant est à la fois enjeu et sujet. La période adolescente est du même ordre.

Elle est aussi la dernière chance pour ses parents de résoudre (revivre) rétrospectivement leur propre Œdipe. Ce n'est pas anodin dans la mesure où, de manière transgénérationnelle et réciproque, cela aura un impact fort sur leurs façons d'aborder l'adolescence de leurs enfants. Il s'agit pour chacun de s'éduquer réciproquement au sens étymologique, de se sortir de soi-même pour se trouver. Il s'agit aussi, et c'est une injonction paradoxale, de sortir du confortable statut d'enfant pour acquérir une autonomie : « Soit autonome ! »

Quel parent ne s'est pas un jour interrogé avec angoisse sur des thèmes tels qu'adolescence et suicide ? mon enfant est-il surdoué ? et si oui, pourquoi ne réussit-il pas à l'école alors qu'il est intelligent ? Ces questions banales mais culpabilisantes, parmi d'autres, sont parfois répercutées sur les éducateurs ou les thérapeutes enclins ou enjoints à donner des réponses. Des réponses à apporter dans l'immédiateté, car l'adolescent exige de sa vie, donc de ses proches « tout, tout de suite ou rien », comme certains toxicomanes, dans l'urgence également. Si le temps sera le principal remède de sa souffrance, il faut accepter la frustration de vivre cette

---

nouveau ! Et pour boucler la boucle, un (ré)organisateur ultime, biologique pur à nouveau, serait à imaginer dans les processus de décomposition organique.

position de spectateur, inconfortable. Mais poser la question de l'adolescence en termes d'enjeu éducatif ou de souffrance(s) à traiter est déjà une prise de position, une manière de tenter de s'extraire du problème et de chercher appuis ailleurs qu'au sein du noyau familial ou qu'au cœur de la psychodynamique incandescente de l'adolescent.

Sans vouloir épuiser ici la problématique de l'adolescence, si vaste et polymorphe, transdisciplinaire et mouvante car directement façonnée par l'évolution sociétale dans la mesure ou l'adolescence n'est aussi, pour une grande partie, qu'une commode construction sociale, nous allons tenter d'articuler notre réflexion sur ces adolescents à l'évidence doués, voire précoces, comme on dit aujourd'hui, et se retrouvant pourtant en situation d'avoir à subir des échecs sociaux multiples, scolaires, relationnels, affectifs et que l'on ressent aussi en position de penser au suicide ou d'agir dans ce sens. On ne peut les appréhender qu'à partir d'une approche concentrique, incluant aussi bien les adolescents sans problème (et existent-ils ?) que les adolescents déjà inscrits dans la marginalisation car il y a une continuité, et non pas seulement une contiguïté de fonctionnement entre chacun.

Le suicide des adolescents peut prendre des formes diverses à décrypter : conduites ordaliques, conduites d'échec, raptus unique et décisif, tentatives multiples comme appels, ou comme chantage... Il est devenu en France une grande cause nationale[1]. La prise en charge de la souffrance psychique des adolescents, centrée prioritairement sur le suicide des jeunes, mobilise des dispositifs coûteux, parfois redondants et désarçonnant les principaux intéressés dans la mesure où ils sont des dispositifs d'accueil et d'orientation, rarement des dispositifs de prise en charge sur la durée et sur la profondeur. Pourtant, à la temporalité houleuse de la crise (crise

[1] http ://www.sante.gouv.fr/IMG/pdf/Programme_national_d_actions_contre_le_suicide_2011-2014.pdf Lutter contre le suicide des adolescents fait partie d'un programme national de lutte contre le suicide.

d'adolescence, crise suicidaire), il faudrait pouvoir opposer une temporalité plus diachronique, celle de la thérapie, celle de l'existence, celle d'une thérapie existentielle.

La plupart du temps, ce qui est mis en acte, ce sont des dispositifs-écrans, c'est pour partie lié à la difficulté concrète (et émotionnelle) à se confronter à cette souffrance qui renvoie trop de choses. On manque de thérapeutes formés, on a trop de relais à passer, on investit de l'argent, beaucoup d'argent, mais les réponses restent émiettées ou globales, rarement adaptées à l'échelle du système intime générateur de souffrance, elles sont dispensées en termes de santé publique, ce qui est déjà important, mais limité, car chaque adolescent est une subtile alchimie de Sa souffrance, transformant l'or brut de ses capacités en un plomb qui au sens propre le plombe dans sa vie.

On peut envisager des pistes pour que parents, enseignants ou soignants (et l'on peut être les trois à la fois, ce qui complique encore le tableau) puissent ne pas passer à côté de ce qui nous paraît, avec l'expérience, une entité spécifique à prendre en compte, l'adolescent surdoué, suicidaire. Ce qui peut être considéré aussi comme un pléonasme !

D'autres questions ne seront traitées qu'à la marge mais elles nouent à l'évidence des liens avec celles-ci : sexualité des adolescents, violence des adolescents, créativité et adolescence. Ce livre se veut un livre de psychiatrie mais il trouve sa légitimité dans la mesure où il ne cherche qu'à s'articuler avec d'autres disciplines (éducation, justice) et d'autres institutions : l'école comme œkoumène, dont les confins sont à dépasser, la famille en tant que creuset social primordial, le monde du travail et ce qu'il agite (rivalité mimétique, compétition, place du sujet dans les différentes institutions qui l'enchâssent), les relations interpersonnelles signifiantes de l'adolescent : du premier émoi amoureux à la première et inéluctable rupture affective.

## Chapitre II : Nouveau contexte, nouveaux patients

La clinique psychiatrique est riche, évolutive, ce qui montre qu'elle relève pour partie du contexte social. Elle incarne ce qui est peut-être le plus spécifique à l'humanité : la folie. Source de stigmatisation, le concept de folie fait appel à la norme (cf. Durkheim)[1] qu'il contribue à créer et à borner. Les individus hors-normes sont ceux qui intéressent le psychiatre. En tout cas, ce sont ceux que la société lui confie. S'il existe une définition OMS de la santé[2] (mentale), aucun critère ne peut être considéré comme absolu pour définir le champ d'action de la psychiatrie, hormis les notions croisées de souffrance et de déviance qui extraient l'individu atteint du monde des normaux et des bien-portants, les aliène. La psychiatrie et ses avatars selon les époques (psychothérapies sous toutes formes, traitements physiques ou chimiques) comme relation d'aide au changement implique ces deux cibles. Celles-ci sont intriquées ou distinctes. Sinon, on serait dans le coaching, une sorte de psychiatrie du plus[3].

---

[1] E. Durkheim : (1897) *Le suicide. Étude de sociologie.* Paris PUF. 2° édition 1967.

[2] La santé est un état de complet bien-être physique, mental et social, et ne consiste pas seulement en une absence de maladie ou d'infirmité. Préambule à la Constitution de l'Organisation Mondiale de la Santé, adoptée par la Conférence internationale sur la Santé, entrée en vigueur le 7 avril 1948.

[3] La psychiatrie s'est attachée à la prise en compte réparatrice de la souffrance mentale, celle qui pouvait toucher chacun sans être forcément aliénante. Cette souffrance relevait d'une (psycho)-thérapie, quelle que soit son obédience, destinée à atténuer cette souffrance pour lui conférer du sens. L'irruption ultérieure de la notion de *Santé mentale* élargit le champ d'intervention psychiatrique. La psychiatrie ne côtoie plus seulement le pathologique, la santé mentale s'inscrivant comme l'un des éléments attendus de la constellation des signes extérieurs de santé. L'usager-client, en attend un service personnalisé qui ne soit plus une normalisation existentielle, réhabilitatrice ou un apaisement affectif mais un dépassement, une sur-normalité paradoxale qui rend compétitif. Il s'agit d'"optimiser son potentiel" d'améliorer son

Concevoir la souffrance fait appel à de multiples notions, philosophiques, socio-culturelles et psycho-organiques, concevoir la déviance implique une approche sociopathologique de l'agir et replace le sujet dans son environnement.

La souffrance : Elle peut être physique (la douleur comme sensation), ce qui est le sens commun, ou mentale, voire morale. On connaît l'intrication de ses dimensions, on apprend peu à peu à la détecter, à la quantifier (intensité, durée, fréquence), ce qui est une manière d'en faire un objet d'étude (scientifique) et cette réification l'apprivoise. On a pu individualiser la classe des médicaments antalgiques (produits efficaces certes, au prix d'effets secondaires parfois létaux), on peut l'apaiser et tendre vers une anesthésie organique sinon une anesthésie affective, qui est aussi un symptôme clinique repéré comme péjoratif en psychiatrie, car il renvoie à la dépression ou/et à la schizophrénie.

La médecine actuelle doit aller vite, elle use de traitements symptomatiques qui retrouvent la notion d'apathie (indifférence au plaisir et à la souffrance) ou d'ataraxie (état de tranquillité sans douleur, sans les ennuis qu'entraîneraient inévitablement la recherche et les conséquences du plaisir. Combien de milliers de comprimés d'Atarax® (le bien nommé) sont prescrits chaque jour en France, encore ! Hédonistes, épicuriens et stoïciens recherchent chacun à leur

---

efficacité, d'écraser les autres. Le *coaching,* promet au sujet de devenir totalement lui-même, voire plus que lui-même ... La notion de *coaching* est issue du sport. Les préparateurs des sportifs de haut niveau ont perçu que "le mental" pouvait faire la différence... En plus de la préparation physique et technique, ils ont conçu une préparation mentale. On dérive du dispositif normatif décrit par M. Foucault, "Il faut être conforme" ou bien des postulats philosophiques "deviens ce que tu es" et "connais-toi toi-même" à un "dépasse-toi !" (citius, altius, fortius) qui devient un "dépasse les autres", ce qui fait l'impasse sur le sens éthique et social du dépassement. Le but du coaching, c'est la performance et l'apparence sociale qui effacent le sujet. Les individus dopent leur carrière au sens propre ! ... Le *coaching* est réservé à une minorité capable de payer, il est égoïste, égotiste. cf. D. Bourgeois : Le coaching, une psychiatrie du plus, *Psy-Cause* N° 34/35. 2004.

façon la prévention ou la maîtrise de la souffrance, ou la maîtrise de soi devant la souffrance. Dès qu'on s'écarte d'une approche médicale, on affronte une dimension philosophique. D'autre part, de nombreux symptômes psychopathologiques qui induisent une réponse sociale foudroyante (la loi du 5 juillet 2011[1] en France) s'éclairent lorsqu'on les entend comme une tentative de la part du sujet de mettre à distance, maîtriser, cacher ou détruire cette souffrance : le délire comme gestion de sa vie, comme tentative de guérison, les addictions, l'auto ou l'hétéro-agressivité, le suicide. L'idéal de vie serait-il l'apathie ? Aller expliquer cela à un adolescent ! Et à un parent. Si nous parlons beaucoup de « souffrance », c'est surtout parce qu'il faut bien que, face à un de ses symptômes, l'entourage de l'adolescent identifie ce qui se passe en lui.

A l'opposé, on retrouve dans le discours, dans les actes parfois, en tout cas dans le vécu intime de beaucoup d'adolescents contemporains, le pessimisme foncier d'Arthur Schopenhauer, un philosophe du XIXème siècle, qui fait qu'il considère son monde comme le pire possible, rempli de souffrances croissantes et absurdes : « J'en ai marre de manger chaque jour des cuillerées d'absurde » disait Marco, un de nos patients. Nous décrirons plus tard ce que nous entendons par sujets Schopenhauer mais d'ores et déjà nous pouvons esquisser certaines de leurs caractéristiques, dans la mesure où elles sont aussi celles de l'adolescence essentielle.

Si Arthur Schopenhauer a su trouver un fragile refuge dans des mondes abstraits artistiques ou philosophiques, il éprouve violemment la perte de sa volonté de vivre, il la sublime et il survit, la question étant le prix de cette survie. F. Nietzsche, proche par certains côtés du vécu de Schopenhauer a exalté la volonté de puissance, méprisant compassion ou pitié comme étant des faiblesses, se réclamant d'embrasser volontairement

[1] Loi n° 2011-803 du 5 juillet 2011 relative aux droits et à la protection des personnes faisant l'objet de soins psychiatriques et aux modalités de leur prise en charge.

« l'éternel retour » des plus grandes souffrances. On retrouve fondamentalement, chez les jeunes Schopenhauer, cette volonté de puissance, d'une vie sans compromis. Être le meilleur, tout, tout de suite, ou rien... Faute d'être le meilleur, ils choisissent de disparaître. A l'adolescence, le premier objectif à atteindre, c'est de survivre, avant de savoir ce qu'est la vie, ou ce qu'on voudra faire de sa vie. C'est la difficulté. Dans cette perspective, logiquement, la médiation créatrice et la création comme vectorisation thérapeutique restent des pistes à prendre en considération pour la prise en charge des sujets Schopenhauer.

Les jeunes Schopenhauer, nous le verrons, sont complètement subversifs pour le monde dans lequel ils évoluent, ils ne veulent pas être compétitifs, ils récusent aussi les positionnements ataraxiques et apathiques, et l'indolence oisive. Ils détruisent les modèles et les contre-modèles habituels, ils concrétisent leur opposition en s'échappant du monde le plus tôt possible, au prix de leur vie parfois. Ce n'est pas d'un ultime pied de nez qu'il s'agit, mais bien un pied de nez inaugural. Poseraient-ils la bonne question en donnant la mauvaise réponse ? Ils sont fondamentalement déviants dans la mesure où ils dérogent même aux codes admis de la déviance : ils ne sont pas antisociaux. Ils sont les vrais asociaux au sens sociologique. En d'autres temps, la religion pouvait donner sens, cadre et contenu à ces préoccupations. Mais les vocations religieuses deviennent rares ou trouvent des issues plus violentes ; le Jihad plutôt que le cloître ou l'humanitaire, l'action nihiliste plutôt que la contemplation.

Leur positionnement volontariste hors du cadre fait qu'ils ne peuvent pas être facilement reconnus. Les parents, le monde de l'éducation et la psychiatrie n'ont pas à leur disposition de grille de lecture pertinente pour les appréhender. La psychiatrie est obligée de passer par des artifices, elle ne perçoit que des fragments de leur souffrance qu'elle traite comme des symptômes ; elle reconstitue comme elle peut une nosographie compatible avec ce qu'elle sait traiter aujourd'hui : psychose, angoisse et dépression. Ces maladies relèvent de traitements psychotropes, codifiés par des *guidelines*. Poser ces diagnostics rassure la société.

Les Schopenhauer relèvent d'un dysfonctionnement du narcissisme, ayant donc à voir avec les états-limites certes, mais sans les éléments psychogénétiques classiques et sans la symptomatologie abandonnique attendue non plus. Les aménagements cliniques au sens de Bergeret, pseudo-psychotiques, pseudo-névrotiques, addictifs, psycho-pathiques, pervers, etc., sont peu visibles dans le tableau, et en tout cas, s'ils peuvent colorer la demande d'aide de la part du jeune ou de son entourage, ils ne sont que des compromis symptomatiques et sociaux superficiels, peut-être destinés à rendre la souffrance intelligible, pas à la médiatiser, pas à lui donner sens. Ils sont des leurres relationnels qui retardent la prise en charge.

De la constellation borderline, seule, la clinique de la dépression anaclitique demeure pertinente : viduité de l'existence, thymie basse et son cortège (aboulie, anhédonie, apragmatisme, dévalorisation, sentiment d'inutilité, mésestime de soi), absence de perspective (le *No future !* Des *Sex Pistols*).

« Je Néant Vide Rien » écrit Léo sur une feuille de papier qu'il placarde sur le mur de l'atelier d'écriture. Lorsque la souffrance devient œuvre d'art.

Mais la prescription d'un traitement antidépresseur n'a jamais éradiqué une dépression anaclitique. Si la vie est pour beaucoup une litanie de deuils, ce qui est la base de la position dépressive névrotique, elle peut aussi très tôt s'imposer au sujet comme la perspective d'un deuil inconcevable. Ce n'est pas la même chose que d'éprouver une perte et de ressentir que rien n'existe, pas même soi. On retrouve ici une partie de la thématique mélancolique. Aussi, la dépressivité est une manière comme une autre, plausible, d'être vivant, de se sentir vivant en tout cas ; elle peut s'ériger en un destin, ce qui explique les rechutes, « Je suis dépressif donc je suis », d'autant plus qu'elle admet des bénéfices secondaires considérables.

La question de la rechute ouvre sur celle de la bipolarité, comme pathologie psychiatrique en vogue impliquant une attitude thérapeutique. L'alternance caractéristique et cyclique maniaco-dépressive et la coexistence des deux syndromes dans les états-mixtes ont tout d'abord été comprises comme relevant de la psychose (Cf. La notion historique de Psychose Maniaco-Dépressive) puis sous l'angle d'une bipolarisation thymique. Penser Trouble de l'humeur implique le recours logique aux normothymiques et aux antidépresseurs. Cela n'explique pas la dimension d'effondrement narcissique de la plupart des tentatives de suicide (hormis les rares mélancolies authentiques, à composante délirante et psychotique) qui sont au fond des artifices morbides de renarcissisation. La dimension mégalomaniaque propre à l'état maniaque ne peut pas être lue seulement comme un trouble de l'humeur, elle est différente de l'euphorie, de l'exaltation, de la tachypsychie qui en fait partie. Elle est surtout un mécanisme défensif efficace contre l'effondrement narcissique. Elle en est le négatif agi et prenant toute la place. L'intrication clinique des troubles bipolaires et des troubles narcissiques à composante borderline de la personnalité est repérée, aussi il apparaît licite de construire une nouvelle lecture de ces tableaux cliniques objectivant une variabilité et une vulnérabilité narcissique et la mise en place de mécanismes défensifs contre l'effondrement narcissique : délire, mégalomanie, addiction pour entretenir l'exaltation ou pour atténuer la descente thymique. Cela recadrerait considérablement le projet thérapeutique.

Il ne faut cependant pas négliger le fait qu'un soubassement neurobiologique à la dépression puisse être mis en avant depuis les progrès de la neuro-psycho-physiologie, ce qui a permis la naissance de nombreuses classes de médicaments antidépresseurs (les médicaments sont actifs seulement dans une proportion très limitée des cas de dépression avérée si l'on tient compte de l'effet placebo), mais est-ce que si elle a une traduction bio-organique, une souffrance (mentale) est obligatoirement d'origine bio-organique[1] ? On retrouve les limites de l'hypothèse classificatoire kraepelinienne en psychiatrie dont il est utile de s'extraire pour comprendre les nouveaux patients, ceux qu'on ne voyait pas il y a trente ans. Si l'on conjugue le fait que puissent exister de nouveaux types de patients avec le fait que l'adolescence offre des variantes en fonction de l'évolution sociétale, il n'est pas étonnant d'errer parfois dans une clinique nouvelle de l'adolescence.

## Chapitre III : Comment et pourquoi repérer les nouveaux types de patients ?

Le syndrome de Schopenhauer est-il un nouveau trouble psychique ? Les patients d'un type nouveau, si on ne les voyait pas, ce n'est pas forcément qu'on n'avait pas le bagage clinique et l'expérience nécessaire, c'est qu'ils n'existaient simplement pas sous cette forme. Les maladies naissent, se développent et disparaissent parfois, justement parce qu'elles sont aussi une construction mentale collective impliquant patients et soignants, ce qui les pose chacune en un objet social. Et cela est valable en psychiatrie comme en infectiologie. S'il est plus facile de penser l'éradication de la variole grâce à la prévention (vaccination et hygiène), on a vu certaines maladies psychiatriques disparaître en quelques décennies :

- **La paraphrénie confabulante** : les délires imaginatifs sont devenus exceptionnels. Cela est pour partie dû à l'efficacité des traitements neuroleptiques sur le versant

[1] Par exemple, il a été montré que chez 40 survivants de la Shoah, facteur psychosocial incontestable, et leurs enfants, on retrouve des modifications épigénétiques de l'expression du gène FKBP5, impliqué dans la réponse au stress : Yehuda R, Daskalakis NP, Bierer LM, Bader HN, Klengel T, Holsboer F, Binder EB.Holocaust exposure induced intergenerational effects on FKBP5 methylation. Biological Psychiatry ; 21 August 2015 (Doi : 10.1016/ j.biopsych.2015.08.005)

productif des psychoses, mais on peut remarquer que les efflorescences délirantes paranoïdes actuelles, qu'elles relèvent de pharmacopsychoses ou de psychoses schizophréniques, sont de mécanisme principalement interprétatif ou hallucinatoire. On ne retrouve plus les prodigieux délires de filiation d'antan[1]. Peut-être que les progrès scientifiques en matière de reconnaissance de paternité y sont aussi pour quelque chose !

- **L'hystérie** : En concevant avec les psychanalystes l'hystérie comme exprimant une structure psychique spécifique (névrotique au sens freudien), on peut imaginer que la symptomatologie puisse évoluer sans que la structure psychique disparaisse. Pourtant, on voit peu aujourd'hui de sujets porteurs d'une structure psychique de type hystérique, en France du moins. On retrouve des traits hystériques, ce qui renvoie à un mode d'être, un positionnement, mais souvent la souffrance de base est de l'ordre d'une faillite narcissique. Est-ce à dire que Freud s'était trompé en cataloguant comme névrotiques des sujets borderline ? Oui, pour partie, puisqu'il n'avait pas à sa disposition de grille de lecture apte à rendre compte des pathologies du narcissisme. Non pour partie, car à son époque, les pathologies du narcissisme avaient moins de raison d'exister dans un monde corseté, faisant peu cas de l'individu, où chacun se voyait assigner précocement sa place et son destin, et où le contexte social, religieux comme politique entérinait cette place. En tout cas, un comportement de type « hystérique » était acceptable, trouvait du sens, assignait un statut, renvoyait même à un genre (l'hystérie comme apanage de la femme avant que l'on introduise la notion longtemps

[1] Un de nos patients était capable de réciter sa filiation depuis le Précambrien. Il la dévidait en une litanie tranquille, passant du latin au provençal puis au français. Il avait une grande culture générale et la mettait au service de son délire.

controversée au sein même de la psychanalyse d'hystérie masculine). Désormais, « hystérique » est devenu une insulte stigmatisante, comme « psychopathe » ou « pervers narcissique » !

On retrouve encore des symptomatologies de type hystérique dans d'autres cultures, des cultures qui gardent des processus organisateurs de l'être-au-monde des sujets communs avec le monde de Freud, la Vienne du début du XX° siècle. Ainsi, il y a une histoire-géographie des troubles psychiques, ce qu'illustre la notion récente dans les classifications de syndrome lié à la culture[1]. Et tout ceci relativise fortement les prétentions scientistes et a-théoriques des nouvelles modes classificatoires, comme le DSM V[2].

Dans notre société contemporaine, symptômes et structures psychiques traditionnelles disparaissent au profit de problématiques d'essence narcissique. Et ces problématiques peuvent s'exprimer, en fonction du contexte toujours, sous diverses formes : pseudo-névrotiques, y compris hystéroïdes (cf. la fibromyalgie[3]), de manière plutôt antisociale actuellement : la montée de la violence, l'hystérisation du politique.

La compréhension de ces phénomènes est complexifiée par le fait que la recherche puisse mettre en avant, au fur et à mesure de ses trouvailles, mais on ne trouve que ce que l'on cherche et on ne voit que ce que l'on est en capacité de voir,

---

[1] L'expression syndrome lié à la culture désigne en psychiatrie culturelle comme en anthropologie de la santé un tableau clinique somato-psychique doté d'une signification particulière et typique d'une aire culturelle donnée. Voir : Guarnaccia, Peter J. & Rogler, Lloyd H. (1999) Research on Culture-Bound Syndromes : New Directions. *American Journal of Psychiatry* 156 :1322-1327, September

[2] *Diagnostic and Statistical Manual of Mental Disorders* (*Manuel diagnostique et statistique des troubles mentaux* (Edition Française 2015) de l'Association Américaine de Psychiatrie (APA). 2013.

[3] Barlag. L, Boriceanu O., Bourgeois D. : (2007) Quelques réflexions cliniques sur la fibromyalgie. PsyCause N° 46, pp 12-15.

sinon des causes biologiques, du moins des marqueurs biologiques pour chacun des troubles. En ce sens, la clinique borderline et ses déclinaisons restent une énigme irritante pour la recherche puisqu'on ne trouve toujours rien de probant pour différencier/ déterminer/ discriminer ces sujets qui pourtant existent et deviennent de plus en plus nombreux.

La symptomatologie est toujours un compromis relationnel aléatoire entre ce que le sujet ressent et/ ou ce qu'il est, et ce qu'il ose partager ou faire passer comme message (aussi bien ce qu'il veut dissimuler, à lui et au psychiatre, que ce qu'il sait exprimer) d'une part, et, d'autre part, ce que son interlocuteur est capable d'entendre. Il y a eu des choses longtemps inentendables, par exemple, l'idée de la dépression chez l'enfant. Le concept fut nié et, il y a peu à l'échelle de l'évolution de la pédopsychiatrie, un enfant ne pouvait pas être déprimé. Du coup, les enfants lançaient un message inaudible et on ne traitait pas la dépression chez l'enfant, ni par des médicaments (les Autorisations de Mise sur le Marché des traitements ont longtemps été réservées aux plus de quinze ans), ni par la thérapie. On attendait autre chose, on s'intéressait au domaine des apprentissages et logiquement, l'enfant déployait sa déviance dans cette sphère.

Pourquoi un enfant ne pouvait-il pas être dépressif ? Parce que dans l'imaginaire parental et pédiatrique, l'enfance, âge heureux de l'innocence et de l'espérance, ne pouvait pas être celui de la souffrance mentale comme il ne pouvait pas être celui de la perversion par exemple. La souffrance psychique étant pour partie abstraction, affect, elle ne (devait) pouvait pas être vécue par un enfant. L'enfant, « être en devenir », « personne à part entière » selon Dolto[1], devait avoir en lui-même assez d'énergie et de capacité de vectorisation pour avancer, heureux, épanoui, vers l'âge adulte, période où les ennuis allaient pouvoir commencer. On n'osait pas imaginer

---

[1] Dolto F. (1985) *La cause des enfants*, éd. Robert Laffont, Paris.

que l'enfant et sa souffrance actuelle faisaient le lit de la souffrance de l'adulte à venir.

Cela montre que pour qu'un nouveau syndrome soit repéré, il faut un certain nombre de conditions. Sans compter le fait que la création quasi *ex nihilo* de « troubles », comme l'ont fait les DSM successifs est l'occasion pour que des patients « s'y retrouvent », c'est à dire choisissent consciemment ou inconsciemment de médiatiser leur souffrance et leur déviance à l'aide de ce lexique, plus facilement admissible par leur interlocuteur. Il convient donc d'être circonspect lorsqu'on retrouve un profil psycho-pathologique nouveau. Notre pratique thérapeutique auprès de sujets diagnostiqués état-limite a été l'occasion de rencontrer de nombreux jeunes, venus sur l'insistance de leurs parents ou le plus souvent hospitalisés avec ou sans consentement suite à de graves troubles du comportement.

Peu à peu, dans la constellation des états-limites, s'est individualisé à nos yeux un profil particulier, répétitif, à la fois différent cliniquement et de la même essence dans la mesure où ce qui était partagé était de l'ordre d'une faillite narcissique. Des sujets jeunes, intelligents, voire très intelligents, et inexorablement suicidaires, chez qui on ne retrouvait pas la psychogenèse attendue[1] pouvant les faire classer comme des états-limites et leurs aménagements. On ne retrouvait pas les traumatismes désorganisateurs précoces et tardifs, insidieux ou aigus, inducteurs du vécu abandonnique habituel de ces sujets et de la structuration inauthentique de leur personnalité par mise en place d'un faux-self. En ce sens, les sujets Schopenhauer sont des sujets borderline, mais atypiques, ils sont des borderline de borderline. Leur souffrance a à voir avec le narcissisme et l'aménagement clinique majeur est un effondrement thymique sévère, précoce, anaclitique.

[1] Bourgeois D. : 2013. Nature et rôle des psycho-traumatismes dans la psychogenèse des états-limites. In *Troubles de la personnalité*. Sous la direction de R. Coutanceau et J. Smith. Ed. Dunod. Paris.

## Chapitre IV : Les Etats-Limites, leur place dans la nosographie de l'adolescence

La notion d'état-limite renvoie à une approche structurale de la personnalité. Du point de vue de la psychogenèse et de la psychodynamique, les sujets état-limite sont maintenant considérés comme relevant d'une personnalité autonome au sens psychogénétique et de par ses aménagements économiques, ainsi que par les modèles particuliers de fonctionnement qui sous-tendent la clinique et la thérapeutique.

La personnalité borderline a longtemps été considérée comme une simple forme de passage entre structurations névrotiques et psychotiques de la personnalité, ou comme une prépsychose, indifférenciée, floue (concept de psychose blanche). Aujourd'hui, à l'évidence, concevoir une dichotomie psychose/névrose ne rend plus compte de la réalité clinique, les vrais patients ne rentrant plus dans ce cadre. Les borderline en tant que sujets relevant d'une pathologie psychiatrique emblématique de cette époque gagnent en visibilité. Et les thérapeutes se sont mis en quête de l'approche la plus efficiente.

Ceci renvoie à la question du narcissisme, devenue plus cruciale chez des individus évoluant dans une société de faux-semblants (ce qui fait écho au *faux-self* selon D. W. Winnicott et à la personnalité *as if* selon Helen Deutsch[1]), dans un monde privilégiant des valeurs individualistes et sélectionnant comme performants des fonctionnements inauthentiques.

Les classifications athéoriques actuelles, se voulant astructurales, multiplient les items pour ne pas raccrocher la richesse sémiologique à une structure causale. Cela introduit des biais de compréhension et aujourd'hui, certains en

---

[1] Personnalité pathologique qui réalise une normalité de façade, voire une hypernormalité, contrastant avec une certaine pauvreté de la vie émotionnelle et avec des défenses dominées par l'intellectualisation (H. Deutsch, 1942).

viennent à chercher à différencier état-limite de borderline. L'un n'est que la traduction de l'autre et si on reste sur l'hypothèse structurale de la personnalité, les variantes décrites telles que personnalité émotionnellement labile ou personnalité impulsive n'ont pas à être différenciées en tant que telles mais en tant que stratégies de survie psychique, styles propres à chaque sujet d'être-au-monde.

Le contexte psychoculturel du phénomène est significatif. L'adolescence est l'âge du changement mais c'est surtout un processus complexe et polyfactoriel : social et individuel, psychique et corporel. Elle est par définition un état borderline. Toute approche thérapeutique de l'adolescence fait souvent écho à la prise en charge des états-limites, c'est à dire à la mise en œuvre d'une (re)narcissisation car la narcissisation est l'enjeu et le moyen de toute évolution psychosociale satisfaisante à cet âge crucial de la vie. L'adolescence a été théorisée en plusieurs composantes interdépendantes. Une théorisation de l'adolescence admet quatre modèles :

**1- Modèle physiologique** : La crise pubertaire à travers ses remaniements somatiques clôture l'enfance, son monde, son imaginaire en particulier. Le jeune accède par ailleurs à la maturité génitale, de plus en plus précoce chez la fille comme chez le garçon, ce qui contribue à dilater chronologiquement la notion d'adolescence. Ce modèle physio-corporel rend compte des différences entre les genres et des séquences normales de l'évolution corporelle des individus en période adolescente.

Classiquement, la première éjaculation ou « pollution nocturne » signifie la fin de la puberté et l'entrée dans l'adolescence (l'entrée dans l'*âge d'homme* avant que la notion d'adolescence ne soit inventée).

Il résulte de ces transformations que, au niveau corporel aussi, l'adolescence est un travail de deuil car les modifications corporelles ne sont pas toujours bien vécues par celui qui y est soumis, y compris au cours d'une adolescence normale. L'intérêt positif de l'adolescent pour son corps peut devenir une préoccupation négative prenant le pas sur toutes les autres, empoisonnant son existence au quotidien (un simple bouton d'acné peut gâcher une journée). A un certain degré, confinant au syndrome d'étrangeté que l'on peut retrouver dans certaines psychoses débutantes, elle peut se traduire par des symptômes qui inquiètent les parents lorsqu'ils en sont témoins, ce qui est tardif car souvent ils leur sont cachés : le signe du miroir (l'adolescent contemple durant des heures son image-reflet dans un miroir), les bizarreries dans son rapport au corps (apparition de rituels), l'émergence de phobies du contact, d'une phobie du regard : certains adolescents ne soutiennent plus le regard d'autrui, se voûtent, rasent les murs comme s'ils voulaient devenir transparents. De surcroît chez certains sujets qui se ressentent comme disgracieux, le corps est souvent vécu comme hostile, voire étranger. Il y a un sentiment d'étrangeté : « le monde est étrange et je suis devenu étranger à moi-même ». Les adolescents détestent leur corps, ce qui s'exprime aussi par les fonctionnements phobiques (dysmorphophobies) qui les isolent et accentuent leur souffrance. C'est ça qui se repère du point de vue psycho-comportemental, ce que ne voit pas ou ne veut pas voir l'entourage. Ce vécu est normal, il recoupe en partie ce qui est décrit dans le complexe du homard[1]. Il peut déborder les possibilités d'adaptation comportementale du jeune et s'intriquer, logiquement, avec des vécus de perte analogues dans la sphère affective comme dans les autres dimensions de son développement psycho-cognitif. Soumis à ses premières pertes d'objet (et au processus de deuil qui va avec) et à des pertes cruelles d'illusion (Syndrome du père Noël ?), fatalement, le jeune se retrouve confronté à des impasses existentielles et affectives qui mettent fin à ses idées de toute puissance. Et c'est cela qui est intolérable pour lui.

[1] Dolto F., Dolto-Tolich C. 1989. *Paroles pour adolescents ou le complexe du homard*, Ed Hatier, Paris

Tout cela exprime la difficulté pour eux d'accepter leur nouvelle apparence, de réaliser le fossé entre ce qu'ils ont été et ce qu'ils sont devenus, entre ce qu'ils sont et ce qu'ils auraient voulu être. Durant cette période, lorsque l'imaginaire se heurte au réel, faute de capacité de symbolisation, c'est souvent dans le virtuel qu'il peut y avoir refuge, ce qui se rencontre de façon caricaturale dans les nouvelles pathologies liées à l'essor du virtuel dans notre société[1].

**2- Modèle sociologique :** Il est marqué par l'importance de l'entourage et en particulier par les rapports parents / enfants qui deviennent cruciaux à travers la notion de modèle et donc d'image. Mais si la constellation familiale et les figures de l'autorité qu'elle suppose, en particulier au niveau de la fonction paternelle a pu être fondamentale, rassurante et structurante durant des siècles, lorsque l'entité familiale avait son sens traditionnel, son évolution depuis quelques décennies en Occident, les remaniements du dispositif parental à travers les notions de famille recomposée, de famille monoparentale, voire de famille constituée par procréation médicalement assistée, par adoption, sans compter les nouvelles possibilités de mariage, a pu contribuer à fragiliser et relativiser les modèles à disposition. On peut aussi se demander quel est l'entourage le plus signifiant pour un adolescent aujourd'hui ? Sa fratrie, son animal de compagnie, ses parents, ses professeurs et ses condisciples, avec lesquels il passe près de six heures par jour s'il est scolarisé, les personnages de fiction qui peuplent ses lectures et ses jeux vidéo, ses « amis » et ses avatars virtuels sur les réseaux sociaux. Un peu de tout cela sans doute, mais il est difficile de s'y retrouver.

L'adolescence est un modèle sociologique très récent à l'échelle humaine, il n'a que trois siècles d'âge. Auparavant, en

---

1 D. Bourgeois (2014) : « Cyber violences », chapitre in *Violences psychologiques*, ouvrage collectif sous la direction de R. Coutanceau et J. Smith. Ed. Dunod.

Occident, on ne distinguait que deux classes d'âge, les adultes, ceux qui pouvaient subvenir à leurs besoins et les enfants, dépendants des adultes. On devenait adulte dès qu'on était en capacité de travailler, et des enfants de huit ans, employés dans les champs et autosuffisants, avaient un statut d'adulte. L'enfant, *infans*, était privé de parole dans les deux sens du terme, à la fois parce que trop jeune il ne savait pas encore parler, et parce que plongé dans un statut d'enfant il n'avait pas droit à la parole, il était sous l'autorité absolue du *pater familias* ou d'une figure tutélaire. L'enfance a longtemps été un statut socialement dominé avant que les droits de l'enfant ne soient mis en avant[1]. L'adolescence n'a pas encore de statut spécifique et son évolutivité freine le processus. Aujourd'hui, on assiste à une dilatation de l'adolescence comme statut : on était adolescent dans la période 12/18 ans il y a à peine cinquante ans, le départ au service militaire signant l'entrée dans l'âge adulte chez le garçon, le mariage jouant le même rôle chez la fille. Et on pouvait juste émanciper les enfants si besoin alors qu'aujourd'hui, *a contrario* en France le statut de jeune majeur protégé par l'Aide Sociale à l'Enfance (jusqu'à 21 ans) tend à maintenir dans un positionnement d'enfant certains jeunes adultes en danger ou en souffrance. Et cela a des conséquences sur les prises en charge de ces jeunes.

Les limites admises semblent maintenant être repoussées à l'intervalle [8,30 ans]. On constate cliniquement un apaisement des troubles graves liés à l'adolescence vers la quarantaine. L'évolution n'est pas terminée. De cette montée en puissance du concept découle un phénomène nouveau : le « Jeune » et le jeunisme, à travers une singulière balance entre droits et devoirs. Le Jeune a acquis certains droits, l'abaissement de l'âge de la majorité légale en France en est un

[1] Après la Seconde Guerre mondiale, on a tenté en France de donner un statut protecteur à l'enfance et à l'adolescence en danger, la notion de danger comprenant aussi le risque de délinquance. Ordonnance n° 45-174 du 2 février 1945 relative à l'enfance délinquante. Aujourd'hui, certains évoquent la majorité pénale à 16 ans.

exemple, il est plus autonome psychiquement, doté d'un pouvoir certain de consommation qui en fait une cible (client cible ou prescripteur, l'adolescent envahit la publicité), il est entouré d'une société à son image : Être jeune ou ne (pas) plus être. Le jeune a en revanche perdu le droit au travail, à ce qui pouvait le rendre autonome par rapport aux adultes. Toute une classe d'âge est aujourd'hui en grande difficulté pour s'insérer socialement. Aux débuts du XIXème siècle, les progrès économiques et technologiques liés à l'ère industrielle avaient permis que du temps soit alloué à la scolarisation d'une classe d'âge, l'école étant même devenue obligatoire en France, jusqu'à 14 puis 16 ans, ce qui avait introduit un cercle vertueux des connaissances (savoir lire, écrire, compter est au fond un acquis collectif récent dont on mesure la fragilité). Maintenant, la période 16-25 ans (avant l'accès au RSA) est malheureusement devenue une période de galère, de recherche désespérée d'emploi pour les jeunes qui n'ont pas eu accès aux études supérieures, qui perdent leur temps. Cela crée un hiatus entre dépendance (psychique et concrète) et droits.

On avait réfléchi en France à la mise en place d'un troisième statut sociojuridique tenant compte d'une responsabilisation partielle des mineurs et des jeunes adultes, entre 16/25 ans et la réflexion sur le partage entre psychiatrie adulte et pédopsychiatrie avait pris en compte la notion de majorité (21 ans puis 18 ans en France) avant de découvrir la spécificité de la psychiatrie pour adolescents (entre 15 ans 3 mois - référence à la borne instituée entre pédiatrie et médecine pour adultes dans les hôpitaux généraux - et 18 ans) et en même temps ses limites. Ainsi, la tendance serait plutôt à concevoir trois segments - pédopsychiatrie jusqu'à 16 ans, psychiatrie du jeune de 16 à 25 ans, psychiatrie générale au-delà - auxquels s'ajoute la géronto-psychiatrie après 60 ans ou 65 ans, la notion de sénescence étant elle aussi socialement évolutive. Mais la question n'est pas réglée dans la mesure où elle suggère un transfert de moyens correspondant au transfert de compétence et dans la mesure où chaque individu restant singulier peut mettre à mal tous les plus beaux dispositifs préconçus.

En tout cas si l'adolescence s'allonge en tant que période, elle demeure conflictogène, elle reste une crise. Le néologisme « adulescence » a été forgé à partir des mots « adulte » et « adolescence ». Il exprime bien cette difficulté d'être adulte alors que tout retient à l'adolescence, ou vice versa ! Ainsi, paradoxalement l'adolescence n'est pas une maladie, même si elle engendre des souffrances et l'adulescence peut s'appréhender comme une néo-pathologie existentielle (socialement déterminée) même si elle colmate des souffrances.

Au-delà d'un phénomène lié à l'intime, l'adolescence est aussi un phénomène sociologique, groupal (la bande d'adolescents comme constitution d'un moi groupal et comme lieu géométrique de l'expression d'un narcissisme groupal et collectif), économique (le pouvoir d'achat des adolescents, le jeunisme qui fait vendre), et surtout un enjeu pour l'avenir de la société : consacrer une partie significative de ses richesses à l'éducation d'une classe d'âge est un formidable choix de société, ce choix en retour validant le processus de création de cette classe particulière, cf. supra. C'est un fait de société, même si actuellement le sens de cet investissement se perd dans la mesure où, après avoir quitté le milieu scolaire, avec ou sans diplôme, avec ou sans bagage, de nombreux adolescents peinent à s'insérer. La bande d'adolescents est aussi une réponse défensive efficace au niveau psycho-social, même si elle devient parfois une caricature de l'organisation en classes d'âge. Elle est un moyen efficace d'identification[1], le support d'une protection ressentie en étant « du groupe », l'occasion d'une exaltation intellectuelle collective (une sous-culture existe dans chaque

[1] Il faut différencier le processus identificatoire qui, normal, aide le jeune à se construire une représentation acceptable de lui et le processus identitaire qui fait qu'il s'identifie au groupe, à l'idéologie de celui-ci, et qu'il s'en retrouve figé dans son mode d'être.

sous-groupe). L'ensemble, à tort ou à raison, procure au jeune un pseudo-statut social narcissisant mais artificiel, peu authentique au fond, analogue à un faux-self.

**3- Modèle psychanalytique :** l'adolescence est la période des remaniements identificatoires qui sont les supports de l'intégration de la pulsion génitale dans la personnalité. Identification stabilisée, sentiment d'ipséité, sentiment de sa propre personne et acceptation de sa personnalité, l'ensemble est mis au service de la pulsion sexuelle et agressive qui, à travers ses modalités de gestion diverses (sublimation, clivage), sont autant de défenses fonctionnelles qui se déplient au sens psychodynamique pour devenir des transpositions acceptables ou efficaces. Mais cette pulsion, ressentie comme impérieuse, n'est pas forcément acceptable par le sujet. Désormais parvenu à taille adulte, le jeune voit le monde tel qu'il est, forcement rétréci de moitié compte tenu de sa nouvelle stature, ce qui n'est pas rien, et il est lui-même, de plus, doté d'un corps devenu maladroit.

S'il a pu commencer à se représenter la mort à l'âge de raison, il ne dispose pas encore les processus névrotiques nécessaires à la maîtrise de cette idée : sublimation, déplacement dans la création, amour. Dès lors, il reste confronté à une angoisse qui peut le submerger et l'inhiber, le pousser à tenter de s'en échapper par tous les moyens : addictions, suicide, sidération émotionnelle. Après avoir découvert la notion de mort au cours de la phase de latence, en restant parfois gauche dans la manipulation des abstractions car néoténie oblige, c'est en fin d'adolescence que tout cela est vraiment maîtrisable, il peut en jouer, vouloir expérimenter ce qui a été éprouvé jusque-là de manière diffuse et anxiogène, d'autant plus que découvrir (sa) mort (et non pas sa disparition du monde, c'est une autre étape !), et concevoir ce qu'elle peut induire chez les proches, c'est réaliser tout son potentiel narcissisant.

Les conceptualisations des morts, psychiques, réelles, fantasmées, symboliques, virtuelles, se télescopent. Il y a d'autres « morts » à intégrer : l'adolescence, c'est aussi le temps du meurtre des imagos parentaux : Il s'agit de « Tuer le père », de s'en affranchir en tant que modèle limitant tout en gardant ce qu'il pouvait avoir de modèle structurant. Ce meurtre, pour vivre, peut prendre toutes les formes mais *l'ado* doit éprouver ses conflits avant de trouver des solutions (affrontement / révolte/ fuite/ sublimation ou résignation et dépression...) En concevant l'adolescence comme un organisateur au sens de Spitz, le temps est le principal facteur thérapeutique. Encore faut-il survivre. Un soutien thérapeutique existentiel peut l'aider à faire émerger des stratégies personnelles de survie.

L'adolescence est à la fois une crise et une étape du développement. Une crise peut être féconde ou destructrice et si la crise adolescente ne se fait pas en temps voulu, il y a danger. Ce danger se traduit dans toutes les sphères. L'adolescence est un organisateur bio-psycho-social en fait, une borne disposée sur un chemin-destin qui se termine en principe par la maturation de soi. Passer de l'immaturité à la maturité se fait par dégagement douloureux de l'objet infantile. Ce processus ne peut être qu'une rupture car il faut avoir déjà de la maturité pour faire la part des choses et maîtriser ce vécu. Mais la maturité n'est encore qu'une utopie-uchronie que les parents invoquent (« soit autonome, soit enfin grand ! »), elle se construit, elle se valide. Du point de vue psychodynamique, le processus détermine un remaniement psychique infiltrant les diverses sphères du développement et il peut produire des symptômes attendus ou surprenants. L'entourage familial peut entendre certains symptômes mais il est la plupart du temps en difficulté pour leur donner du sens, tout comme l'adolescent d'ailleurs, qui se retrouve désarçonné par ce qu'il vit en lui, et par ses symptômes comportementaux aussi. De plus, il lui est parfois difficile de mettre en lien ce qu'il vit et ce qu'il fait, la conscience d'avoir un inconscient est tardive, tout autant qu'inquiétante aussi [1] ! C'est, au fond ce qui engage dans la phase adulte.

### La sexualité comme refuge

Le surcroît pulsionnel se traduit classiquement sous forme d'une excitation pulsionnelle et puisque le jeune a acquis à la puberté une capacité orgastique doublée d'une capacité reproductrice, la sexualité avec ses bonheurs et ses angoisses s'érige pour lui en une préoccupation essentielle. L'orgasme et sa reproductibilité deviennent un besoin, ce qui peut vite déboucher sur des conduites quasi addictives. La masturbation pluriquotidienne est une forme de pré-addiction sexuelle. Comme toutes les addictions, elle procure un apaisement (provisoire) des tensions mais elle sélectionne les fantasmes. En conséquence, le jeune va tendre à user de ce qui l'excite le plus, donc à le découvrir. Il rencontre en même temps l'addiction (assuétude et accoutumance) et ses fantasmes, voire ses perversions, ou ce qu'il conçoit comme telles. Dans les deux cas, c'est le même processus qui entre en jeu[2] car addiction et perversion sont du même registre psycho-comportemental.

Ce qui était initialement une solution efficiente aux tensions (le plaisir puis la plénitude post orgastique via la sécrétion d'endorphines, la découverte de ses fantasmes

---

[1] La psychanalyse est abordée au niveau de la Terminale, mais au fond, peu de jeunes d'une classe d'âge y ont accès. Les programmes scolaires sont bâtis sur le préjugé qu'il faut une certaine maturité psychique pour « comprendre la philosophie » (le freudisme est enseigné en cours de philo), mais ne pourrait-on pas faire le pari que cela serait abordable plus tôt, avec des formes ?

[2] La grille de lecture des perversions peut se superposer à celle des addictions. En ce sens la perversion sexuelle, par son impact, est une addiction. cf. D. Bourgeois, K. Sene M'Baye : Conduites sexuelles déviantes et addictions, de la comorbidité à l'unité structurelle. Communication aux 7e *journées méditerranéennes toxicomanie et réseau de soin*, Toulon, 23 nov. 2002.

comme facteur de construction identitaire) peut devenir un (le) problème si, confronté aux inévitables stress que lui apportera sa marche vers la maturité, le jeune continue à user des mêmes moyens. Une spirale descendante vers les co-addictions (alcool, cannabis, sexe) ou vers ses perversions les plus singulières peut le déconnecter et le dévier de pulsions plus socialement directement utiles comme la pulsion épistémophilique.

*Vignette clinique n°1*

Camille, 19 ans, brillant élève depuis toujours, bête à concours, en prépa est adressé par ses parents pour burnout et syndrome amotivationnel. Depuis quelque temps, il n'arrive plus à se motiver pour aller en cours. Il reste dans son petit appartement parisien au lieu d'aller à la prépa. Un jour, sa mère, inquiète, nous contacte par mail, elle a découvert dans sa chambre un produit inconnu et suspect, elle craint que ce ne soit de la drogue, elle nous envoie une photo du tube. En fait c'était juste un gel pour la masturbation.

Face à la prégnance de la norme, le jeune peut prendre douloureusement conscience d'éventuelles déviances, dans le choix d'objet principalement, mais aussi dans la gestion de ses modalités d'accès à l'orgasme. Paradoxalement, les adolescents bien que se montrant superficiellement enclins à la révolte, sont de grands amateurs de normalité. Cette normophilie intransigeante s'exprime aussi bien par les reproches qu'ils font à leurs parents dès qu'ils se singularisent que par leur attitude à l'égard des normes implicites et explicites véhiculées par le groupe auquel ils ont choisi de se rameuter. Lorsqu'ils perçoivent en eux l'inquiétante étrangeté d'une pulsion ou lorsqu'émerge l'hypothèse de ne pas être à la hauteur, c'est un drame narcissique qui peut introduire le risque suicidaire. Certains suicides adolescents sont l'expression d'un projet d'auto-élimination pour non-acceptation de cette différence insurmontable avec la norme. Comment le savoir ? S'il est impossible, bien sûr, de mener à bien une analyse rétrospective du psychisme d'un jeune suicidé (ce qu'on appelle une autopsie psychique), la pratique de la psychiatrie en milieu carcéral amène à côtoyer des « pointeurs », des sujets incarcérés pour des actes déviants de nature sexuelle. Le milieu carcéral secrétant lui aussi ses normes intransigeantes, étant soumis à cette norme, ils se retrouvent exclus parmi les exclus, rejetés violemment par les autres détenus et soumis à leurs brimades. Ceux que l'on rencontre en prison sont au fond des survivants dans la mesure où la quasi-totalité d'entre eux a, de fait, survécu à une tentation suicidaire formidable lorsqu'ils ont pris conscience de leur anormalité pulsionnelle, même s'il faut prendre en considération l'évolutivité de la norme en la matière.

Face à ces défis, il faut que l'adolescent parvienne à mettre en place des défenses nouvelles. Les défenses anciennes font faillite, elles s'avèrent parfois contre-productives et c'est incompréhensible. En conséquence, s'appuyant sur ses nouvelles compétences, et il y en a beaucoup à cet âge puisque la finalisation de la télencéphalisation et la mise en action de connexions neuves lui donnent accès à des processus de pensée nouveaux, l'adolescent va pouvoir continuer sa route, jouir de sa maturité sans être dans le regret ni le remord[1]. C'est une révolution au sens historique (rien ne sera comme avant), une évolution au sens darwinien à condition de ne pas rester une révolution au sens copernicien avec retour morbide sur des positions archaïques. Cette régression socio-cognitive

[1] A partir de 12/13 ans, pas avant sauf exception, le jeune sait raisonner par hypothèse/ Notion de probabilité/ de pensée formelle. Il peut se dégager des opérations concrètes, ce qui lui ouvre des perspectives fantastiques dans les apprentissages sociaux. L'une des hypothèses biologiques de la schizophrénie repose sur l'hypothèse d'une altération polyfactorielle des processus de finalisation telencéphaliques. S'il y a des difficultés à accéder aux structures opératoires et combinatoires, il y aura également des difficultés relationnelles, ce qui renvoie à la problématique plurielle de l'échec scolaire, lieu géométrique des faillites dans les processus d'apprentissage, de construction du psychisme et du soin.

est tentante pourtant, ce qu'illustrent les pannes existentielles majeures et spectaculaires qui peuvent amener un jeune à se scotcher à l'écran de son ordinateur, à ne plus quitter sa chambre devenue capharnaüm incurique, à dissiper l'essentiel de son énergie dans le monde total (c'est-à-dire couvrant tous les besoins du moment) des jeux virtuels qui avaient pu un moment être des vecteurs d'apprentissages mais qui sont devenus pour lui, des mondes fermés, et l'enfermant.

Les défenses nouvelles peuvent déranger et les signes de cette adaptation peuvent ressembler à des pathologies mais ils ne sont pas fixés. Tant qu'ils ne sont pas fixés, ils sont à respecter comme tels. On retrouve des mécanismes défensifs tels que la projection qui détermine un sentiment diffus de persécution par un monde vécu comme hostile et dangereux (ce qui peut faire craindre l'émergence d'une paranoïa psychotique), l'acting out auto ou hétéro-violent qui libère les tensions et protège des angoisses générées par le conflit sous-jacent et fait craindre aux proches une structuration psychique psychopathique, le déni et le clivage : « Mon fils est devenu un grand obsessionnel !, je le découvre » dit une mère. Par ailleurs, l'identification projective peut devenir le support d'une adhésion sans nuance à des systèmes variables d'idéaux palliatifs (néonazisme, islamisme radical, secte, groupie de chanteur). Ici, l'élaboration d'un narcissisme groupal à expression collective colmatant prend le relais d'un narcissisme individuel fragilisé par la psychogenèse, devenu incertain ou défaillant. Ceci est symptomatique d'une béance narcissique[1], c'est à prendre en compte d'urgence car souvent, faute de trouver un Idéal du moi, l'adolescent se confronte à un Surmoi cruel et fascinant face auquel il est désarmé et vite soumis.

---

[1] Sa quête identificatoire peut l'amener à se retrouver sous la coupe d'un alter ego qui le comble, à travers une amitié exclusive plus ou moins sexualisée, l'identification outrancière à un sportif ou à un chanteur. Encore une fois, tout cela reste anodin si c'est transitoire, élaborable et mobilisable.

Selon le modèle issu de la psychanalyse, l'adolescent en quête identificatoire explore des systèmes d'idéalisation en recherche d'un Idéal du Moi, d'une image satisfaisante de soi, d'un Moi idéal en somme. Ce Moi idéal peut s'incarner dans un objet d'amour homosexuel / autosexuel transitoire mais culpabilisant, il peut s'incarner également dans une idéologie pour peu que l'accès à la fantasmatisation soit trop culpabilisé par des interdits sociaux rigoristes.

D'autres modalités se rencontrent en fonction de critères culturels et c'est aux proches à les repérer comme telles. L'idéalisation primitive avec désir de toute puissance suscite des choix d'objets irréalistes ou inaccessibles, l'intellectualisation, plutôt chez les filles, peut simuler une grande adaptativité en milieu scolaire et passer longtemps inaperçue, ou être encouragée, mais elle fait le lit d'un ascétisme, d'une désincarnation (toujours la fuite d'un corps devenu étrange) par désir de maîtrise des pulsions et du corps. On retrouve, plus ou moins intriquées, et par effet de mode : orthorexie, anorexie, vocation religieuse soudaine, conversion avec risque de radicalisation. Là encore, tout est affaire de nuance et d'évolutivité. Mais ces symptômes à valence sociale ne surgissent pas de nulle part.

Tout cela se situe dans un environnement mouvant dont on soupçonne mal, parfois, le caractère déstabilisant pour un jeune en errance psycho-affective et en situation de précarité socio-affective. Dotés d'un nouveau statut social, les adolescents se retrouvent confrontés à de nouvelles injonctions existentielles, liberté / autonomie/ indépendance / réussite, ce qui modèle leurs interactions sociales par effet de groupe, imitation ou réaction. Mais les contraintes excessives et récurrentes de la réalité ne peuvent pas être éludées si facilement : une mauvaise note en classe, un « râteau » amoureux, et tout s'effondre.

On est aujourd'hui dans le paradoxe de l'inversion des statuts parents/ enfants : « Soit adulte » dit le parent qui veut, de son côté, « garder un look de djeun's ». On n'est plus seulement dans le tassement générationnel cher aux systémiciens, et qui génère déjà de fantastiques enjeux pour mettre de l'ordre dans les esprits de chacun, on est dans un chaos générationnel et culturel auquel s'ajoute un sentiment d'urgence, ce qui va potentialiser les facteurs internes de vulnérabilité du sujet.

## Chapitre V : L'agir chez l'adolescent

Les adolescents sont de grands passifs et ils ont tendance, comme la plupart des psychotiques, à se vivre comme agis par leurs proches. Là encore, entrent en jeu des composantes socio-éducatives et parfois maladives. Pourquoi les psychotiques se ressentent-ils agis ? Il n'y a pas de gène repéré pour ça. L'idée est que, face au mal-être existentiel induit par le processus dissociatif débutant, il y a utilisation active et préférentielle, parfois consciente et caractérielle, parfois inconsciente et plus archaïque, d'un mode défensif spécifique et efficace du narcissisme, et le positionnement « dit paranoïaque » en est l'un d'eux. Le vécu de préjudice induit des réactions, et ce sont celles-ci qui font symptômes. Se sentant persécutés par leur entourage, les *ados,* comme les paranoïaques, réagissent. Ils ont un seuil de réaction variable, selon leur histoire et selon leur tempérament, mais ils réagissent toujours. C'est pour cela qu'ils sont dans la révolte. On peut considérer que leur passivité apparente, qui fait le désespoir parental, est un symptôme de leur révolte. Il y a donc toute une chaîne de causalité à décrypter pour ne pas se tromper de réponse. Plutôt que de railler leur passivité (ce qui les conforte dans leur vécu et les inhibe de surcroît), il vaut mieux alors travailler à ce qu'ils ne se ressentent pas agis ! C'est le sens de certaines phases en thérapie systémique familiale.

Leur passivité fait qu'ils sont vite traités d'indolents, mais on peut tout aussi bien les considérer comme des hyperactifs pathologiques et leur prescrire des amphétamines ! C'est là une autre logique de réponse, tout autant inefficace sauf que les parents (et les psychiatres) ont l'impression d'avoir agi.

Le couple activité/ passivité se traduit classiquement par un agir spécifique et on distingue :

- **L'agir comme stratégie interactive** avec recherche systématique d'une interaction forte avec l'adulte dans le but de le mettre en difficulté, de le mettre en question au sens propre, et qu'importe la réponse (fuite, violence verbale ou physique, sanction), elle sera toujours la mauvaise car il s'agit avant tout d'obtenir une rétroaction. Il faut attirer l'attention !

- **L'agir comme défense** : cela permet à l'adolescent de se redonner un rôle actif susceptible de recouvrir ou d'annuler son vécu douloureux de passivité, ce qui est tout ce qu'on lui ressasse au quotidien : « bouge-toi, travaille, fais tes devoirs, sors de ta chambre, va chercher du travail ! ». Mais ce n'est au fond qu'un rôle de composition et il n'en est pas dupe. Il y a peu de domaines dans lesquels l'adolescent se ressent suffisamment fort ou encore légitime pour agir par lui-même. Le sport comme dérivatif lorsqu'il arrive à y prendre plaisir ou à y demeurer performant (ce qui est au fond équivalent), certains domaines alternatifs et provocateurs comme la musique, mais c'est la musique la plus rebelle possible qui le séduit et l'anime, et encore, le plus souvent s'agit-il de l'écouter, pas de la créer ! A l'opposé, certains jeunes surdoués, dans le moule, affirment et développent leurs goûts musicaux alternatifs, la musique classique, ce qui marque la différence avec leurs condisciples, les situant immédiatement sur une autre planète à leurs yeux. Oser s'affirmer différent des goûts de sa classe d'âge, c'est un anticonformisme à assumer. Mais lorsqu'un surdoué arrive enfin à s'autoriser à faire de la musique anticlassique, ça peut être intéressant !

- **L'agir comme obstacle à la mentalisation** : « J'agis donc je suis », à mettre en perspective avec le *cogito ego sum*. Agir permet d'éviter le ressentir car s'il y a des choses impensées dans la vie, il y a aussi des choses impensables : le sens de sa vie. A l'adolescence se télescopent les lignes de force de problématiques multiples, personnelles transgénérationnelles, sociales, biologiques et psychiques ; se forme un nœud inextricable et il faut trancher pour survivre, ou ne pas trancher et se figer alors dans un positionnement flottant, intenable à la longue.

*Vignette clinique n°2 : Antoine*

Antoine, 19 ans, étudiant à Paris, hésite entre plusieurs grandes écoles scientifiques (Normale Sup, Centrale), il ne sait pas s'il réussira le concours d'entrée souhaité. Il se démotive insidieusement, il ne va plus en cours car il n'a plus d'énergie pour se lever le matin, il stagne, il reste chez lui depuis des semaines, il a coupé avec ses condisciples, sauf avec l'un d'entre eux qui est dans le même fonctionnent que lui et avec qui il continue à communiquer à distance via internet. Ses proches s'inquiètent pour lui mais n'osent pas intervenir directement. Dans ce marasme, il aurait la possibilité, grâce à un certificat médical d'obtenir une année blanche, c'est-à-dire le droit de recommencer l'année suivante. Mais il ne peut pas se décider à envoyer le certificat qui signerait le premier échec de sa vie de jeune bête à concours tout en lui ouvrant la perspective de plusieurs mois de liberté absolue, de faire ce qu'il dit vouloir faire, de la philosophie, écrire une Constitution idéale, se lancer dans du bénévolat en Afrique, faire du scoutisme (ce qu'il a fait durant toute son adolescence). Il souffre de sa passivité et il pense au suicide comme solution narcissisante et radicale pour échapper à ses angoisses : « être au top ou ne pas être ».

Il peut aussi y avoir une négation de la passivité par le passage à l'acte, et celui-ci emprunte des formes diverses dans la mesure où l'adolescent subit la modification des instruments à sa disposition pour communiquer. Sa voix mue, peut vite dérailler et gronder, faire peur, et il s'en aperçoit, ce qui le terrifie lui aussi et lui donne des perspectives nouvelles, son corps est devenu gauche, maladroit, ce qui peut entraîner des accidents (se cogner la tête en continuant à passer là où avant il passait sans problème), le langage qui était de l'ordre d'une interaction devient à la limite, lui aussi un élément identificatoire autant qu'un moyen de communication avec ses pairs ou avec sa famille : argot, verlan, accent de banlieue[1], préciosité du ton et de la mimique, ou au contraire grognement de reconnaissance, et néologisme parfois.

Cette propension à l'agir s'exprime à travers certains symptômes : le voyage est l'archétype du mouvement, il est, en tant qu'une manifestation d'indépendance, occasion de la vérification de son autonomie. Et le jeune peut tomber de haut. Le voyage et ses aléas, le voyage et ses buts, le voyage avec ou sans retour. Il y a aussi la dimension du voyage initiatique, pas très loin parfois du voyage pathologique. Il est aussi rituel d'éloignement des parents. Il y a une génération seulement, le voyage initiatique, le voyage d'une vie parfois, était celui du Service Militaire, il ne concernait que les garçons, certes, mais il était une formidable occasion de mixité sociale et de découverte d'autres choses. Les jeunes provençaux se retrouvaient à Metz, les Parisiens séjournaient en province. Tout cela se déroulait dans un cadre sécurisé et structurant, la caserne ; c'était un moment fécond, susceptible d'introduire

---

[1] L'accent « parisien » a disparu en quelques décennies. D'un côté la volonté de normalisation-uniformisation faisait qu'il devenait stigmatisant pour l'élite parisienne lorsqu'il s'agissait de s'adresser à l'ensemble du pays, d'un autre côté l'accent dit « de banlieue » l'a supplanté dans les quartiers populaires de Paris et de sa périphérie.

définitivement le jeune dans le monde des adultes. Il y a 30 ans, le grand voyage, l'éloignement initiatique, c'était « aller en fac », à 100 km de chez soi, au maximum. Le seul lien avec les parents, c'était le coup de téléphone donné depuis la cabine téléphonique du coin de la rue. De nos jours le programme Erasmus dilate les distances et il y a *Skype* mais le sens reste identique, et ici encore il ne concerne que des privilégiés (les garçons autrefois, les étudiants maintenant). La recherche d'emploi postuniversitaire propulse toute une génération aux antipodes : Australie, Nouvelle-Zélande. La terre est devenue trop petite, quelle sera la frontière suivante ? Ceux qui ne peuvent pas partir stagnent au pied de leur immeuble et les voyages initiatiques qu'on leur propose aujourd'hui via un certain endoctrinement les mènent parfois jusqu'en Syrie. Cependant, les déterminants socio-psychiques et psychopathologiques sont les mêmes. Ce déplacement est parfois l'occasion de la première décompensation psychique : la première année de fac, comme la dernière année, sont des moments charnières et difficiles. Les services socio-psychologiques des CROUS[1] sont débordés.

*Vignette clinique n°3 : Gilles*

Gilles, 30 ans, ingénieur agricole nouvellement diplômé, a été embauché dans une grande institution vouée à la recherche sur les OGM. Il est chef de projet. Pour la première fois, il se retrouve face au groupe, et il doit commander. Il décompense rapidement sous forme hallucinatoire acoustico-verbale associée à des troubles obsessionnels compulsifs. Il n'arrive plus à se concentrer, il déprime et pense au suicide, il vient consulter, il est placé en arrêt de travail. Il pourra dire que durant ses études, il entendait parfois déjà des voix, apparues en première année de fac au moment du stress des examens. Durant les six années suivantes, le seul moyen de les

[1] CROUS : Centre Régional des Œuvres Universitaires et Scolaires. Il y a en France 28 CROUS mis en place par la loi du 16 avril 1955, destinés à faciliter la vie des étudiants.

éloigner, c'était de travailler « comme un fou ». Sans trouble de la mémoire de fixation, il était plus sur le versant de la psychose hallucinatoire passée insidieusement à la chronicité que de la schizophrénie, il a pu brillamment terminer son cursus universitaire, mais n'a pas pu entrer dans « sa » vie d'adulte. On est là sur un diagnostic plus classique de positionnement psychotique sans dissociation du cours de la pensée. Un travail de remotivation aux contacts humains qu'il vivait progressivement de manière phobique et persécutive, et un appoint anti hallucinatoire par traitement neuroleptique lui ont permis de trouver un mode d'engagement professionnel plus adapté : un emploi de fonctionnaire au ministère.

Autres formes signifiantes du voyage : « Faire la route ». Il y a parfois peu du routard au SDF. Ce fonctionnement est aussi un mode de régression, logique au moment où l'adolescent se retrouve confronté à des choix. Le terme de philobatisme est ancien, il désignait les chemineaux, ceux qui cheminaient le long des routes. Dans une approche des mécanismes régressifs, on oppose l'ocnophile au philobate[1]. La fugue est différente de l'errance, en tant qu'un départ impulsif, solitaire ou pas, souvent prévisible, parfois répétitif, dans le contexte devenu intenable d'un conflit avec l'entourage. Elle permet l'évitement d'une tension interne et l'évacuation de l'angoisse avec comme corollaire la potentielle vérification que l'on va être suivi et recherché. C'est un peu, sans le risque direct de mourir, expérimentation narcissisante de l'effet de sa disparition sur les autres. L'errance, c'est une déambulation sans but, dans une atmosphère parfois confuse et de dépersonnalisation. Les deux formes peuvent se trouver intriquées dans un voyage pathologique et mettre le jeune en danger. L'action, délibérée ou spontanée, le plus souvent imposée (et c'est le sens et la fonction de certaines injonctions

[1] Cf. Balint Michael : *Les voies de la régression*. Ed. Payot, Paris 1972. Et aussi : Vagabondage, espace et philobatisme, *Annales médico-psychologiques* (Paris) 1981, fev. 132 (2), 219-229. Millet L., Collet J-C, Durou B., Kulik J., Micas M., Pon J.

hallucinatoires que de mettre en branle un sujet immobilisé par l'angoisse existentielle), c'est aussi une prise de risque. La notion de traumatisme désorganisateur tardif comme susceptible de sceller une psychogenèse borderline a été décrite par Bergeret[1]. A l'adolescence, lorsque la crise déborde les capacités ordinaires des parents à assurer la sécurité du jeune, errance et fugues sont des occasions dramatiques de se retrouver en position de subir divers types de traumatisme : solitude, agression, viol, entrée dans une bande, dans une secte. En ce sens, le traumatisme est une occasion de changer de paradigme existentiel.

Ce déplacement du conflit au sens propre obéit à des règles ; ainsi, c'est souvent vers le lieu où il a été heureux la dernière fois que retourne le jeune : la plage des dernières vacances avec ses deux parents, la maison « d'avant », la famille d'accueil précédente... C'est là où il faut chercher et réciproquement, ce « but » en tant que ressort inconscient de la fugue est riche de matériel émotionnel à travailler ultérieurement en thérapie.

L'adolescent possède un panel élargi de conduites-symptômes, ce qui explique la grande diversité de sa production relationnelle :

- **La violence** : contre autrui, ou contre soi-même.

- **Hétéro-violence, contre les biens** : Le vol comme un condensé de l'adolescence est une forme de violence : utilitaire ou moyen d'attirer l'attention, pouvant être aussi narcissisant par la nature de l'objet pris. C'est une conduite à risque aussi. On retrouve également vandalisme, pyromanie, casse d'objets familiers, agression familiale symbolique ou réelle, le tout constituant des sociopathies à des échelles différentes.

[1] Bergeret J. : (1974) *La personnalité normale et pathologique*, Paris, Dunod.

*Vignette clinique n°4 : Jean*

Jean, 20 ans, enfant adopté, surdoué (côté à 140 de QI) vit chez ses parents qu'il tyrannise peu à peu par son comportement. Sa famille décrit ainsi sa crise inaugurale : au cours d'une dispute avec son père qui le poussait à se lever et à aller chercher du travail, il s'est mis à tout casser dans la maison, il a notamment détruit un tableau encadré, un portait de son père. Calmé, devant ses parents médusés, il s'est ensuite préparé tranquillement un plat de pâtes, qu'il a mangé devant eux. Puis il s'est relevé et il a recommencé à tout casser, avant qu'ils n'osent faire appel aux secours d'urgence.

La difficulté de prise en compte de ces conduites tient au fait que le corps social hésite entre psychiatrisation et éducation. Psychiatriser ces conduites est une manière d'en concevoir le ressort intime de souffrance, mais c'est aussi une manière d'évacuer le lien du sujet à son acte, de renforcer le vécu d'être agi (agi par ses impulsions en l'occurrence), d'inaugurer aussi une carrière psychiatrique stigmatisante car les antécédents psychiatriques, comme les antécédents judiciaires conditionnent le mode ultérieur de prise en charge. Les pénaliser simplement n'est pas la solution non plus car la justice, par essence et faute de moyens, a une temporalité propre, elle est si lente à juger que la sanction tombe le plus souvent dans un après-coup qui la disqualifie. Le rapport au temps des adolescents est tel qu'ils sont le plus souvent dans l'incapacité de mettre en lien acte et sanction hors procédure de flagrant délit. Les processus de dénégation à l'œuvre et le clivage accentuent encore le décalage, ce qui aboutit à un paradoxal vécu d'injustice lorsqu'ils sont condamnés plusieurs mois après pour un acte dont ils ne se souviennent plus que confusément. Il faudrait inventer et articuler une réponse psycho-éducative en temps réel, une sorte de « double peine » qui serait une manière de prendre en compte les deux dimensions de l'acte, et de l'auteur.

- **Les violences contre les personnes** : elles vont de l'appétence trouble à se retrouver pris dans une rixe, du harcèlement moral en milieu scolaire, au cyberharcèlement, l'une de ses déclinaisons, au viol et au meurtre, Cf. le gang des barbares[1] comme variante clinique caricaturale impliquant une revendication politique raciste, religieuse. Il faut de plus différencier la violence en réunion qui soude le groupe de la violence solitaire, comme dans la crise d'amok qui renvoie à une explosion émotionnelle de contenu plus archaïque.[2] D'autres violences intrinsèques se retrouvent canalisées via une manipulation psychique proche du lavage de cerveau vers des revendications sociales et politiques planétaires (les attentats kamikazes en Europe et au Proche-Orient) mais le mécanisme fondamental qui fait qu'un jeune accepte ou demande à mourir en tuant d'autres personnes, est le même.

*Vignette clinique n°5 : Greg*

Greg est un jeune de 16 ans, scolarisé, réussissant bien dans ses études. Il est en première et il suit. Sa mère l'accompagne en consultation. Elle s'impose jusqu'en salle de consultation et après avoir en vain tenté de ménager un espace-temps duel entre Greg et moi, je l'accepte ostensiblement, et Greg ne s'en formalise pas. Mon hypothèse alors est que ce n'est pas Greg seul qu'il faut traiter (changer !) c'est le couple mère-fils. Le père est présent mais lointain et occupé. Le symptôme de Greg, c'est sa violence. Il ne se passe pas une semaine sans qu'il ne se retrouve pris dans une bagarre. Pour un regard, pour une attitude. Un temps, il a fait partie d'un groupe de jeunes néonazis et il me raconte avec un

---

1 L'affaire du gang des barbares désigne les événements liés à la mort d'Ilan Halimi, enlevé, séquestré, torturé et assassiné (janvier 2006) par un groupe d'une vingtaine de personnes se faisant appeler le gang des barbares dirigé par Youssouf Fofana. Le motif invoqué par les protagonistes était que leur victime était d'origine juive, et présumé riche.

2 Bourgeois D. : (2002) *Criminologie politique et* psychiatrie *: essai*, Paris, L'Harmattan, 318 p.

certain plaisir ses « ratonnades », et le fait que parfois, sur ordre, il allait incendier des voitures ou des poubelles dans les quartiers périphériques pour entretenir un certain climat favorable à ses idées. Il lui arrive aussi de retrouver inopinément ses victimes dans la rue, « Et c'est la baston ! » dit-il avec gourmandise. Comme il est solide et sportif, il s'en tire bien la plupart du temps. Après avoir essayé la voie de la raison, alors qu'il arborait un jour une nouvelle cicatrice au menton, flanqué de sa mère, j'osais une interprétation sauvage. En substance : « Greg, je pense que dans cette baston, dans ce contact que tu recherches avec les jeunes des cités, il y a un relent d'homosexualité. Finalement, tu les touches et ils te touchent ! » J'aurais pu me prendre un coup si un lien fort préalable n'était pas mis en place. A côté de Greg, sa mère s'étrangle de rire, et lui, impassible, stupéfait, me regarde incrédule. Il reste pensif un moment. Et je passe à autre chose. Toujours est-il qu'il n'a plus recommencé à se battre. Dès lors, d'autres symptômes sont apparus, plus classiques mais pas plus faciles à traiter : angoisses et phobies scolaires.

- **Les violences contre soi** : elles vont de l'automutilation qui peut être, pour partie, un équivalent suicidaire aux authentiques « TS », mais comme la question-pulsion de la vie (sinon de l'existence) est néanmoins ancrée chez les adolescents, la plupart du temps, elles s'expriment, insidieusement ou pas, sous forme de conduites ordaliques, de conduites à risque qui n'en sont pas moins dangereuses : toxicomanie, alcoolisme festif et binge drinking, conduites sexuelles à risque, défonce-rodéo en voiture[1].

Alors qu'elle n'est au fond qu'un cas particulier, la tentative de suicide est le trouble le plus craint, bien étudié mais résistant à tous les dispositifs institutionnels mis en place année après année. On cite des statistiques, le fait que les filles

---

[1] Cf. le film Crash de David Cronenberg, 1996.

tentent plus souvent de mourir que les garçons, que les garçons réussissent plus souvent leur suicide que les filles, ce qui est vrai, on retrouve des caractéristiques familiales comme la présence de conflits parentaux, l'absence du père (avec la notion connexe de famille monoparentale susceptible d'induire une précarisation sociale et une souffrance parentale majeure), un contexte de déménagement pouvant induire *de facto* une rupture avec les pairs, une situation d'échec scolaire, des conduites addictives, des troubles psychiatriques sous-jacents, tout cela est vrai à condition de ne pas confondre le symptôme avec sa cause mais quid dans ce cas de certains suicides d'adolescents surdoués, aux antipodes de ces caractéristiques socio-psychiques ? On connaît bien les moyens du suicide, alors que l'adolescence est l'âge de la radicalité, sinon de la radicalisation, on a élaboré une psychopathologie du suicide, basée parfois sur une autopsie psychologique rétrospective. On retrouve, parfois associées, diverses composantes bien que la trajectoire qui amène un sujet à son suicide soit toujours singulière, singulièrement catastrophique :

- fuite devant l'insupportable, sentiment d'abandon réactivant un vécu abandonnique plus ancien.
- deuil et perte/ absence de perspective vitale. Risquer la mort est le prix à payer, une façon de sentir la valeur de la vie.
- auto châtiment/ expiation d'une faute imaginaire ou réelle qui est parfois à dimension transgénérationnelle.
- composante sexuelle : masochique/ narcissique, avec importance de la mise en scène.

*Vignette clinique n°6*

Il y a quelques années dans une métropole européenne, tel que l'ont montré les caméras de surveillance, un jeune homme s'est introduit, la nuit dans le zoo municipal. Il s'est déshabillé devant la cage aux tigres, repliant soigneusement ses vêtements et les rangeant à côté de ses chaussures. Il a pénétré, nu, dans la cage au tigre et il s'est laissé dévorer sans un cri.

- **suicide et nudité**. Cela est rarement précisé, mais souvent, lors des tentatives de suicide, les sujets se dénudent[1]. On les trouve inertes et nus. Ceci peut être interprété sous divers angles : le suicide peut être vu aussi comme d'une composante auto sexuelle, ou comme le désir de se débarrasser de tout, ou comme une mortification ultime. Peut-être au fond, l'acte suicidaire est-il dans ce cas un ultime refuge de l'intime, un face à face avec soi-même décisif, éros et thanatos enfin réunis ?

  **suicide et crime**. Certains sujets vont attenter à leur vie en entraînant autrui dans la mort, leurs proches ou des inconnus - et encore, ce sont souvent des victimes signifiantes - pris au hasard, ce qui peut avoir des significations différentes.

Le milieu scolaire étant par définition le milieu naturel à cet âge, il n'est pas rare qu'il soit choisi comme théâtre des faits. Deux extrêmes sont signifiants : le meurtre de masse d'un maximum de pairs en une furie sanglante, orchestrée, qui se termine souvent par la mort des auteurs, qu'ils soient abattus par la police ou suicidés, comme dans la tuerie emblématique de *Littelton*[2], et la tentative de suicide collective avec la dimension du suicide altruiste, certains jeunes suicidés étant au fond manipulés pour accompagner dans la mort les principaux suicidants, les leaders. Globalement, le meurtre de

---

[1] Il y aurait un travail de recherche à faire sur les vêtements portés par les suicidants.

[2] Le 20 mars 1999, deux lycéens ont abattu douze condisciples et un professeur, et blessé de nombreux autres élèves dans la ville de Colombine Littelton, au Colorado. USA. Ils se sont suicidés par la suite.

masse suivi de mort des auteurs dans un suicide groupal est plutôt encore l'apanage de garçons plutôt politisés même si les bases politiques sont dévoyées ; le suicide collectif est plutôt l'apanage de filles plutôt déconnectées de la société. Ce qui est commun, c'est que la mort est au bout du chemin, c'est un sacrifice pour accéder à d'autres valeurs, comme prix à payer susceptible de donner sens à la vie incompréhensible subie jusqu'alors.

*Vignette clinique n°7*

Les tentatives de suicide collectives de filles. Depuis quelques années, plusieurs cas ont concerné des adolescentes en France, leurs intentions ayant été au préalable signalées sur les réseaux sociaux. Ces passages à l'acte peuvent être appréhendés comme étant en lien avec un processus d'identification fusionnelle pathologique à l'autre, celle qui est considérée comme la confidente, la « meilleure amie », compliqué d'un engrenage morbide de fidélité proclamée. Le tout se développe dans une atmosphère affective et intellectuelle trouble et déréelle qui les dépasse si celle-ci en vient à s'érotiser (à se thanatiser si on prend en compte la dualité freudienne Eros/ Thanathos) et qui ne peut se terminer que dans la mort. La décision prise, il y a comme un état second, une ivresse érotisée à affronter la mort entouré(e) des élues et de celles qui les ont élues. C'est une acmé existentielle quand on meurt entouré(e) d'autres soi-même. Ce qui est un facteur aggravant, circonstance favorisée par une confusion mentale artificielle par prise de toxique, ou psychologique s'il y a une dépersonnalisation des victimes par trop-plein émotionnel, c'est l'idée qu'il faut aller jusqu'au bout, et imiter la première à s'être tuée pour ne pas trahir sa confiance. En général, la chaîne mortelle s'interrompt, l'une des suicidaires survit pourtant, comme pour être celle qui témoignera aux survivants, mais avec quelle culpabilisation secondaire à attendre !

Les signaux annonciateurs de ce type de suicide sont assez aspécifiques et on ne les repère que dans un second temps, on retrouve en vrac :

(1) propension à la prise de toxiques,
(2) tendance à l'anorexie-boulimie, ce qui n'est pas rare chez les adolescentes,
(3) autre équivalent suicidaire dans le parcours, autre façon d'agir contre soi et contre l'entourage familial, tendance aux scarifications,
(4) désinvestissement scolaire récent ou accentué et situations difficiles au quotidien (Daily hassles)
(5) plaintes somatiques récurrentes et somatisations, mais aussi accidents et maladies à répétition, ce qui renvoie à la psychopathologie du corps cf. supra,
(6) situation d'impasse narcissique en milieu adolescent avec sentiment de dépit et/ou de honte (échec amoureux, obésité, anomalie staturo-pondérale, acné moquée).

Il y a bien souvent la conjonction morbide de plusieurs facteurs sans véritable facteur déclenchant retrouvé. Et le tout se déroule souvent sous l'œil froid de l'application vidéo du portable qui permet le partage de ce moment et en fait une histoire à leurs hauteurs, qui en fait *Le* film de leurs vies. Les réseaux sociaux donnent d'emblée à ces drames une dimension extraordinaire mondialisée (mais en l'occurrence, le seul monde qui compte à ce moment, c'est le cercle restreint des alter-ego qui sert de miroir narcissisant) quitte à déclencher un processus secondaire d'hystérisation. Cette dimension expansive a un effet cicatrisant des blessures narcissiques. La blessure narcissique donne tout son sens au monde, et on est dans un vécu du registre de la paranoïa. Ce suicide ne s'inscrit pas dans une revendication sociale, il ne fait pas message quoiqu'en pense les jeunes suicidantes, on est juste dans un soubresaut dysphorique et mortifère du narcissisme. On retrouve ce que Kernberg[1] appelait syndrome d'identité diffuse, « l'absence d'un concept de soi intégré et d'un concept intégré d'objets totaux en relation avec soi ». Pour ces adolescentes, si comme dans le registre névrotique, les frontières du Moi existent dans la plupart des domaines, elles font défaut dans celui des relations interpersonnelles proches, ce qui débouche sur un fonctionnement quasi fusionnel, donc de type para-psychotique, sur ce terrain particulier. Il est à noter que là encore, les adolescents envisagent virtuellement leur mort, pas leur disparition ni leur transformation. L'acte se veut fondateur d'une autre séquence, qui ne viendra pas. Il n'y a pas de *replay* dans la vraie vie.

Mais le suicide sur internet ne concerne pas que les adolescentes. La plupart du temps, c'est la notion de dépressivité (deuil, mélancolie) qui est invoquée, ce qui ouvre à la psychiatrisation de la conduite et donc sur des traitements psychotropes antidépresseurs logiquement inefficaces car ce n'est pas de cela qu'il s'agit. En prenant les choses par le fil du narcissisme, c'est vers une redéfinition quasi philosophique du sens de la vie que l'on va.

A travers quelques vignettes cliniques, nous allons souligner la dimension essentielle du narcissisme dans certains passages à acte auto-agressifs[2]

*Vignette clinique n°8 : suicide sur internet*

Gérard, 25 ans, dépressif et très carencé narcissiquement, porteur d'un habitus alcoolo-cannabique, employé en ESAT, isolé affectivement, a annoncé sa mort sur son profil Facebook, en postant un message explicite, prenant ainsi à témoin ses rares amis virtuels mais les mettant également en situation d'impuissance. L'acte était assez inauthentique, sans

---

[1] Kernberg O. : *les troubles limites de la personnalité*, Toulouse. Ed Privat 1979

[2] Il ne faut pas oublier que ces conduites peuvent aussi être symptomatiques de maladies psychiatriques débutantes. C'est l'âge de début classique des schizophrénies à travers la notion de dépression atypique et des troubles bipolaires et schizo-affectifs.

désir réel de mourir mais, en raison de son immaturité affective et de sa pauvreté intellectuelle, le sujet avait pu s'identifier à ce qui se dit sur internet sur ces suicides annoncés. L'ivresse de l'instant du clic qui allait propulser la nouvelle sur le réseau social et l'évocation morbide mais renarcissisante oh combien des réflexions des « amis Facebook » virtuels confrontés à cette nouvelle furent vite balayées par l'irruption des pompiers chez lui, suivie de son internement. Il avait pris juste quelques comprimés de benzodiazépine. Pas de dépression franche chez lui, seulement une dimension d'appel, un chantage affectif flou et immature, une dysphorie et une conscience douloureuse de ses difficultés relationnelles.

*Vignette clinique n°9 : le vol de la Germanwing.*

L'Airbus A320-211 de la Germanwings, compagnie low-cost allemande, s'est écrasé le 24 mars 2015 dans les Alpes du Sud françaises suite à un acte volontaire et sans doute prémédité du copilote Andreas Lubitz. 144 passagers et 6 membres d'équipage ont péri. L'autopsie psychologique rétrospective du copilote a montré sa détermination à ne pas disparaître seul. Il aurait y compris choisi le lieu de l'impact mortel et ébauché discrètement son passage à l'acte lors du vol Aller ce qui écarte la thèse de l'acte impulsif et irrationnel. Ce suicide, à replacer par ailleurs dans une éventuelle problématique de perte (risque de voir sa carrière brisée par des troubles visuels débutants décelés lors d'un examen de routine du service médical de prévention) est survenu chez un sujet rétrospectivement décrit comme fragile psychiquement et doté d'antécédents dépressifs caractérisés, mais non interdit de vol. Là aussi, c'est la dimension du narcissisme qui est à explorer à travers la mise en acte d'une maîtrise totale de sa mort et de celle de ses passagers car la perte de l'autorisation de voler saccageait l'ensemble de son projet de vie. On est à l'intersection du suicide altruiste, du meurtre de masse suivi de suicide, de la vengeance et de l'attentat contre l'ordre établi.

On est surtout devant les conséquences d'un effondrement narcissique et d'une perte du sens de la vie chez un sujet au fond si seul qu'il n'a pas pu s'ouvrir à une personne de confiance.

L'ensemble des conduites suicidaires obéit à des règles concernant les différentes phases de la suicidalité et de critères de dangerosité qui en découlent, de l'idéation suicidaire ponctuelle à l'élaboration d'un scénario, aux essais et à la mise en acte du scénario. Dans le cas d'Andréas Lubitz, rien n'a pu être décelé et prévenu, à aucune des phases du processus morbide.

## Chapitre VI : Psychopathologie des conduites adolescentes centrées sur le corps

Son corps est une énigme pour l'*ado* (le sien comme celui de l'autre) : attirance trouble ou répulsion. Logiquement il se retrouve au centre de ses conflits et il est impliqué dans l'élaboration des symptômes. Pour un sujet, il est le lieu géométrique de son rapport au monde. L'adolescent se sert de son corps (et de ses enveloppes comme ses vêtements) pour se différentier ou/ et s'identifier avec ses pairs : du mode d'être au modèle. Il y a toute une psychopathologie de la peau et des phanères[1].

A l'adolescence, le schéma corporel est profondément remanié. Ceci se traduit dans le registre sensorimoteur, y compris à travers des interrogations archaïques sur le soi et le non-soi et de plus, l'image du corps est modifiée, pas forcément en bien. Prise de poids, ressemblance accrue avec un parent, que ce soit le père social ou le géniteur honni par la mère. Nous avons vu que tout ceci suscite des doutes qui se traduisent dans le champ interrelationnel par exemple à travers une grande sensibilité aux moqueries de la part de ses

---

[1] D. Bourgeois : (1998) Considérations psychopathologiques sur la peau et les phanères : *Synapse*, N° 142, Janvier.

…ciples mais aussi dans le champ intrapsychique et que tou… …n panel symptomatique peut se voir expérimenté tour à tour : dysmorphophobie, hypocondrie, sentiment d'étrangeté, honte.

- **La prise en compte basique du corps** et de ses besoins à travers une hygiène alimentaire et du sommeil peut être un rempart contre l'angoisse liée aux besoins (sexuels) qui émergent et qui prennent de plus de plus de place au quotidien. Étouffer une addiction par une autre est efficace, ce qui sous-tend des dérives dans les fonctions annexes qui deviennent prééminentes, telles de véritables fonctions écran. On retrouve :

- **Au plan alimentaire** : boulimie, fringale ou grignotage, orthorexie ou anorexie, globale ou sélective, refus brutal de la chair animale et véganisme militant. Là encore, chez un sujet « en construction » et qui « se cherche », le risque est de se raccrocher à un modèle identificatoire qui aliène et désocialise, plutôt que d'activer ses capacités socialisantes, celles qui au fond vont pérenniser et donner sens au processus de narcissisation et d'entrée dans un âge adulte.

- **Au plan du sommeil** : somnambulisme, reprise d'une énurésie, réactivation de phases de terreur nocturne, hypersomnie, insomnie, déphasage, troubles du rythme du sommeil induit ou non par des drogues ou par des addictions aux jeux vidéo. Le décalage chronologique de certains adolescents est un frein à leur inscription dans la vie sociale. Vivre la nuit, c'est surtout vivre seul, dans une temporalité singulière et auto-centrée qui nie les contingences familiales.

- **Au plan de l'hygiène** : incurie, maniaquerie excessive, bizarrerie des habitudes, rituels de lavage et troubles obsessionnels compulsifs.

Ces symptômes sont des points d'appel, des motifs de consultation du généraliste et d'adressage au psychologue scolaire ; ils sont à respecter tant qu'ils ne deviennent pas aliénants car ils ont une fonction (provisoire) de dérivation des débordements et des fantasmes sexuels. Chacun de ces tableaux peut être prééminent. Il faut à la fois les tolérer et les contrôler, les nommer, surtout s'ils persistent. Si l'adolescent arrive à faire « tourner les symptômes » sans s'y accrocher, c'est préférable, s'il se fige dans une conduite, c'est que la « solution est devenue problème » et dans ce cas il convient de rechercher des comorbidités ou des coexistences symptomatiques qui traduiraient l'entrée dans un système de vie pathologique, c'est-à-dire empêchant l'évolution attendue. Ceci est à toujours mettre en lien avec les facteurs de vulnérabilité repérables, personnels et familiaux, et pouvant faire craindre une entrée dans la maladie psychiatrique, ce qui heureusement reste l'exception.

Au carrefour psychocorporel, en dépit de ces symptômes destinés à faire écran, les dérives et les variantes dans la fonction sexuelle font fatalement irruption, un jour, au centre des préoccupations des adolescents comme des parents, chacun porteur d'un fantasme pour une fois commun, conventionnel, de normalité qui se fracasse parfois contre la réalité. Le désir de normalité est aussi à appréhender en référence à la normalité proclamée du moment. A notre époque, la sexualité est imprégnée de normes parfois directement inspirées de la pornographie, elle est aussi devenue une affaire de performances, et l'adolescent, comme l'adulte, qui s'estimerait en deçà de cette norme en se comparant aux modèles proposés, peut en être affecté. Mais la tradition reste pesante et les processus identificatoires traditionnels se fondent en grande partie sur l'identité sexuelle telle qu'elle est vécue. La normalisation sexuelle se heurte à la réalité des affects et des pulsions. L'attirance homosexuelle est quasi physiologique en début d'adolescence, elle se fixe ou pas en fonction de déterminants complexes, elle interroge toujours l'adolescent et les parents, et elle recoupe parfois des vécus dysphoriques de genre (transsexualisme/ apotemnophilie) qui sont très d'installation précoces, très ancrés du point de vue identificatoire pour leur part, ouvrant sur un être-au-monde parfois ouvertement marginal.

On peut également repérer des symptômes non spécifiques mais à mettre en perspective dès que s'affirme l'émergence d'une souffrance psychique plus élaborée portant sur ce thème :

- **Absence de sexualité** : elle peut exprimer une simple inhibition passagère, une angoisse massive d'essence plus névrotique, un positionnement proche de la psychose. Cette asexualité est parfois revendiquée dans une dimension sociale contestataire comme une néo-philosophie de vie, elle est à démonter, décortiquer, car si par principe toute option vitale peut être entendue, celle-ci renvoie à des déterminants si puissants qu'elle est un symptôme facile à repérer, un peu la partie émergée de l'iceberg de la psychologie de l'adolescent.

- **Multiplication des rapports sexuels** : ce type de conduite est aussi un point d'appel à prendre en considération, évocateur d'un positionnement dépressif et de ses aménagements : anaclitisme, conduite d'échec, conduite à risque, prostitution chez la fille, ou chez le garçon.

- **D'autres symptômes**, d'essence plus sexologique se retrouvent au détour d'une démarche psychothérapique ou lors d'une consultation spécialisée : dyspareunie, frigidité, éjaculation précoce, impuissance psychogène.

Ceci témoigne pour partie de conflits œdipiens non résolus et souligne l'importance de la psychothérapie comme accompagnement existentiel dès l'adolescence car dans ce domaine, le temps perdu ne se rattrapera pas, fondant un vécu d'échec et détériorant *in fine* le narcissisme.

## Chapitre VII : Quelques signes de la dépression chez l'adolescent

Par delà les symptômes que nous avons évoqués, la dépression est la problématique centrale, bien que longtemps niée. Dans les esprits, l'enfance ne pouvait pas être une période noire, car cela heurtait les sensibilités et culpabilisait trop les parents, sans doute, pour qu'ils puissent le concevoir. La dépression chez l'adolescent a été conceptualisée plus tôt, il faut dire que les adolescents mettent les moyens pour partager leur mal-être : auto ou hétéro-agressivité, verbale comme physique. Et pourtant, là encore, comme elle ne ressemblait pas à celle(s) de l'adulte (sauf exception), comme les médicaments à visée psychotrope étaient « interdits » faute d'Autorisation de Mise sur le Marché, il fallait bien se débrouiller et bricoler des prises en charge symptomatiques tributaires de la logique du milieu éducatif dans lequel évoluent les adolescents. De la consultation psychologique en milieu scolaire à la psychothérapie en bonne et due forme, on la prenait en compte de manière empirique et symptomatique, presque clandestinement, sans en percevoir la spécificité et la gravité.

Dans ce cas, plusieurs options sont à étudier :

1. Si c'est une simple période charnière induisant des deuils, réaction à ces deuils : il faut simplement attendre que ça se passe, mais comment sécuriser au mieux ce moment de crise, comment faire en sorte que

la crise soit féconde et débouche sur du mieux, sur la maturité ?

2. Si on prend en compte la dépressivité propre du sujet adolescent, comment l'amener à s'investir rapidement vers d'autres buts ? Comment l'étayer dans sa recherche, sans le conformer trop tôt ?
3. Hantise des parents, surtout s'il y a des antécédents familiaux : Et si c'était la dépression-maladie ? Analogue à celle de l'adulte, affaire de neuromédiateurs à équilibrer, maladie biologique à traiter par des médicaments normothymiques ou antidépresseurs dont les effets secondaires sont redoutés ?
4. Pour complexifier le tableau, en raison de la dilatation physio-sociale de la période d'adolescence, comment concevoir que des symptômes dépressifs d'un jeune adulte, trentenaire qui commence à être inséré socialement, sont en fait des indices d'une crise d'adolescence tardive ? Comment l'aborder du point de vue psychothérapique ?

Les symptômes se ressemblent. Dans le désordre, on constate de la tristesse, de l'ennui, du désintérêt, du repli vital, de l'anhédonie avec aboulie, apragmatisme, culpabilité, sentiment d'indignité, complexe d'infériorité et honte, déception morose, perte ou absence de perspective vitale en alternance avec de brefs moments d'expression d'une vision du monde mégalomane ou avec un sentiment d'omnipotence. C'est le cœur du syndrome dépressif auquel s'ajoute un cortège périphérique :

- Un ralentissement psychomoteur, idéique, verbal, moteur,
- Des perturbations des fonctions basales (appétit/ sommeil… Ce sont les premiers symptômes visibles, Cf. supra),
- Des addictions avec ou sans objet comme tentatives de colmatage existentiel, de remplissage,

- Des conduites à risque, des conduites provocatrices avec une fonction d'appel.

L'intrication de tous ces symptômes en fonction du contexte socio-familial, notamment à travers la notion d'une composante de souffrance transgénérationnelle avec des attentes parentales inadéquates, parfois réparatrices de leur propre problématique, entraîne une grande diversité d'expression de la souffrance du système[1] et une grande richesse clinique. Tout ça fait un cocktail explosif.

Sans se référer au concept de structure, on peut parler d'une organisation dépressive, ce qui se traduit dans une perspective psychanalytique par le maniement d'une constellation de concepts. Sans entrer dans les détails, citons : La perte d'objet (la partie de soi dévalorisée est la réplique intérieure de l'objet perdu), le désir d'incorporer l'objet, l'émergence des tendances narcissiques à travers leur carence fondamentale, la dépréciation et la mésestime de soi qui peuvent entraîner cliniquement des processus d'auto-agression, l'ambivalence, l'idée d'une forme spécifique de dépression abandonnique, anaclitique, l'individuation par l'anamnèse de *Traumatismes Désorganisateurs Précoces* et *Traumatismes Désorganisateurs Tardifs,* ce qui signe le syndrome borderline et ouvre sur les aménagements cliniques.

---

[1] Organisation dépressive / approche systémique : même à 30 ans, le conflit avec les parents est partie prenante de la crise d'adolescence et c'est le terrain principal du conflit. S'il est nié, le conflit se jouera ailleurs, ce qui est source de plus grands dangers. L'interaction entre la crise parentale et la problématique de l'adolescence est à prendre en considération. C'est une question d'âge. Les parents qui ont des enfants adolescents sont en général à une phase spécifique de leur évolution personnelle et conjugale : crise de la quarantaine, angoisses par rapport à leurs propres parents qui vieillissent/ notion de cycles de vie. Souvent, il faut traiter d'urgence la souffrance parentale pour apaiser la souffrance de l'adolescent. A partir de la prise en compte des interactions parents-enfants, de la pathologie familiale, on peut intervenir sous forme de thérapie familiale.

Il apparaît donc bien que l'adolescence est une période à risques multiples pour l'équilibre familial et pour le jeune. Il ne faut pas la dramatiser mais ne pas la minimiser, et il importe de considérer que chaque adolescent est un cas particulier, cocktail spécifique de chacun des points d'achoppement potentiels que nous avons mis en perspective. En étant un peu pessimiste, on pourrait même dire que l'adulte est au fond à la fois un survivant miraculeux et un post-traumatisé profond de cette crise d'adolescence. Pourtant, la crise, comme partout, et concernant tous les systèmes, peut être résolutive. Il vaut mieux une bonne crise d'adolescence à 16 ans qu'une période asymptomatique morne ouvrant souvent sur une crise tardive, décalée, combinée à d'autres facteurs de décompensation (chômage, maternité non voulue, maladie ou décès d'un parent) et alors que le sujet n'aurait plus en lui l'énergie vitale et l'optimisme nécessaires pour la surmonter. Ces adolescences tardives ne sont pas les plus faciles à résoudre et transcender.

De nos jours, nous l'avons vu, le diagnostic de psychose est vite, trop vite posé : on parle de pharmacopsychose lorsque des conduites addictives et la prise de psycho-dysleptiques tels que le cannabis ou l'alcool induisent des troubles du cours de la pensée, l'émergence d'un vécu sub-délirant ou parfois d'hallucinations. On parle de psychose schizophrénique dès que se surajoutent des signes positifs et des signes négatifs et on est alors dans un registre plus médical de maladie mentale avérée, avec un pronostic différent. On parle de psychose paranoïaque dès que se fait jour un vécu projectif ou de persécution en oubliant souvent que certains produits psychodysleptiques (cocaïne et amphétamines) induisent naturellement de tels vécus[1].

[1] Les drogues en vente ne sont pas pures, certains dealers mélangent au cannabis de la cocaïne, pour rendre le client plus vite « accro », et des amphétamines. Le sujet fume du cannabis pour « se calmer » puisque c'est l'un des effets reconnus du produit et plus il fume, plus il est

Adolescence, souffrance, narcissisme, psychose... Nous brassons ces fragments conceptuels pour dresser un tableau volontairement composite reflétant au mieux la mouvance de la clinique et les incertitudes diagnostiques. Ne pas poser trop tôt le diagnostic de psychose, qui est un pronostic et qui ferme l'espace de pensée clinique, permet de garder le plus d'options existentielles possible, il est toujours temps de dire à un sujet qu'il est schizophrène. Sans perdre de vue les impératifs de sécurité néanmoins.

---

tendu et instable. Il peut avoir tendance à augmenter sa consommation de cannabis, ce qui favorise le commerce.

## Partie II

## En quoi la précocité intellectuelle est-elle un problème ?

### Chapitre VIII : Surdoués, autistes, normodotés

Depuis quelques décennies, l'irruption du paramètre « surdoué » a changé la donne dans le domaine éducatif comme dans le milieu du soin. Cette irruption est partie d'approches socio-éducatives. Les tests de QI ont permis d'objectiver ce qu'on appelle l'intelligence. La courbe gaussienne obtenue laisse apparaître effectivement des individus hors-normes dans le plus, comme dans le moins. La question du déficit intellectuel fonctionnel comme organique est ici hors-sujet, des réponses sont données dans le champ socio-éducatif, IME, IMpro, ESAT, FO, SESSAD, et les classes spécialisées. Aucun parent ne se culpabilisera aujourd'hui si son enfant, reconnu déficient cognitif, ne fait pas de brillantes études et ne peut trouver une place narcissisante dans la société. Tout au plus, les parents rechercheront et se culpabiliseront des causes à ce que leur enfant soit ainsi : « je n'ai pas bien surveillé ma grossesse, j'ai pris un médicament interdit, j'aurai dû m'arrêter de fumer, c'est dans les gènes du côté de ma mère ». Les progrès des sciences ont permis d'objectiver certaines maladies orphelines, purement biologiques, et le champ de ce neuro-bio-déficit s'élargit, chaque jour jusqu'à inclure la plupart des Troubles Envahissants du Développement, donc des autismes, à travers le concert de trouble du spectre autistique. Un gros travail d'auto-déculpabilisation des parents s'est fait à travers la critique des positions extrêmes qui culpabilisaient la mère dans les années 50, suite à l'individualisation des autismes sévères, du type kanner (Leo Kanner, 1943) des psychoses symbiotiques (Margaret Malher) et la prise en considération de la notion de psychose infantile[1]. Le domaine de l'autisme est devenu le champ clos d'affrontements théoriques mais aussi à forte composante socio-économique, ce qui démultiplie l'intensité des conflits. On voit maintenant des autistes partout et on en est même à décrire une forme d'autisme du surdoué, ou du surdon dans l'autisme. Ainsi a été construite la notion d'autisme d'Asperger à partir de la constatation clinique (irréfutable chez certains sujets, plus « tirée par les cheveux » chez d'autres) d'isolats paradoxaux de performances hors-normes chez certains individus. On passe ainsi paradoxalement de l'autisme comme cause de déficit à l'autisme comme preuve d'une l'intelligence hors-normes avec des syllogismes parentaux narcissisants : « Si mon fils est autiste, donc Asperger puisque le syndrome d'Asperger est un autisme, il est intelligent, donc surdoué, et il ne reste plus qu'à trouver la bonne méthode pour qu'il puisse exprimer enfin cette intelligence. » Dès lors, toute interprétation clinique tendant à replacer l'enfant en difficulté sinon dans le champ de la psychiatrie du moins dans le champ thérapeutique, sera disqualifiée par avance puisque la question est réputée juste médico-éducative : il s'agit juste de diagnostiquer le syndrome d'Asperger, de retrouver de qu'il y a d'Asperger dans les troubles, de trouver un milieu éducatif adapté à la singularité du jeune surdoué potentiel en panne. Le succès de méthodes athéoriques et cognitivo-comportementales comme la méthode ABA[2] a été rapide, faisant naître des espoirs vite

[1] C. De Guilbert, L. Béaud (2005) : Différence entre autisme de Kanner et « psychose infantile » : déficits d'unité Vs d'identité de la situation. *La Psychiatrie de l'enfant* 2005/2, volume 48. PUF Paris.

[2] Le sigle A.B.A. signifie **A**pplied Behavior Analysis (Analyse Appliquée du Comportement). L'A.B.A. comme procédure d'apprentissage ou de rééducation des interactions d'un sujet en difficulté avec son entourage se veut scientifique mais reste d'utilité empirique chez les personnes relevant du spectre autistique. Il s'agit d'aider le sujet à maîtriser ses

déçus car la question, malheureusement est polyfactorielle et complexe. De plus, certains parents en souffrance indéniable apparaissent remplis par cette quête de reconnaissance et on n'est parfois pas loin d'un syndrome de Münchhausen par procuration, comme si le parent ne pouvait plus exister que dans la revendication désespérée d'une prise en charge efficiente pour son enfant.

Au-delà du champ du déficit, tout parent « suffisamment normal » et aimant est potentiellement émerveillé par les capacités d'apprentissage de son enfant ; tout parent, à un moment donné, se posera la question de savoir si son enfant est surdoué, surtout s'il apparaît bien intégré en milieu scolaire, performant et adapté, ou bien si d'autres parents soulèvent la question à propos de leur propre progéniture. Mais une bonne adaptation au milieu scolaire n'est pas pathognomonique d'un surdon, elle peut entrer au contraire dans le cadre d'une pseudo-latence au sens de Bergeret, avec configuration réussie d'un faux-self, elle peut signifier la mise en place de positionnements névrosés précoces (névrose d'angoisse, obsessionnalisation anxiogène des apprentissages et travail acharné). Tout cela peut toujours ouvrir sur un effondrement des performances dès que l'obtention des résultats demande autre chose que de l'obéissance et de la soumission au cadre, c'est-à-dire aux alentours de la seconde pour la filière générale.

L'idée même du surdon apparaît contestable dès qu'elle sort du domaine statistique brut. Par définition, tout enfant conçu est omnipotent et possède l'ensemble des « dons » à attendre. Ce sont les facteurs environnementaux et les facteurs intrinsèques à son évolution qui vont canaliser et formater cette omnipotence pour produire au fil du temps un individu complètement singulier. Facteurs génétiques, épigénétiques, gestationnels, péri et néonataux, nutritionnels, éducationnels.

---

comportements les plus perturbateurs de la relation pour qu'il puisse s'intégrer à la société ou à sa famille.

Il y a une interaction constante et conformante entre inné et acquis, la synthèse des deux devenant l'inné de la séquence suivante, entre le terrain préalable et l'impact des blessures de la vie, que ce soit le traumatisme de la naissance selon Rank, l'impact cognitif et psychique des maladies infantiles, l'impact même des maladies gestationnelles de la mère (de la rubéole aux viroses impliquées dans l'hypothèse immunologique de la schizophrénie). En conséquence, on pourrait dire en prenant garde à toute dérive eugéniste que les individus repérables comme surdoués, en tenant compte des limites de toute évaluation cognitive, ne sont pas des sujets hors-normes mais les buttes-témoins de ce que pourrait (devrait ?) être la norme humaine. Les autres seraient des blessés. Pour lever un doute, pour se rassurer aussi, de plus en plus de parents demandent que leurs enfants soient testés [1]et l'impact de l'annonce du QI est considérable.

## Chapitre IX : Peu doué mais efficient, ça existe

*Vignette clinique n°10 : Alain*

Dans les années 80, un père anxieux avait demandé au CMP que l'on teste son enfant qui manifestement patinait en collège. Ce père qui lui-même avait eu du mal à boucler son parcours universitaire mais avait acquis au final un bon statut social voulait savoir, en substance, si son fils était un paresseux à mater ou s'il était sous-doué, la notion de surdoué, cf. supra impliquant bien sûr celle de sous-doué. Le testing a permis d'objectiver un enfant anxieux comme son père, mais

[1] On utilise en général l'une des deux échelles développées par David Wechsler. Échelle de l'intelligence pour adulte (WAIS), échelle de l'intelligence pour l'enfant (WISC). Le principe est d'effectuer un certain nombre de sous-test attribuant à chacun une note, et d'agréger les notes en un score composite pondéré par sous-tests en fonction de l'évolution de la norme. Il existe aussi une échelle de l'intelligence pour l'enfant préscolaire (WPPSI).

manifestement intrinsèquement peu performant, situé autour de 90 de QI... La psychologue était consternée, comment annoncer cela au père, quel impact ultérieur sur les relations père-fils ? Nous avons pris l'option d'annoncer au père (et au fils) que son fils était très intelligent, autour de 110 de QI et très anxieux comme lui. À 30 années de distance, il s'avère que ce jeune sous-doué relatif, vu différemment par son père et donc ayant acquis suite à cette annonce une conscience différente de ce qu'il vivait, a pu lui aussi boucler un parcours universitaire, obtenir un master. Il est père de famille et il travaille sur un poste d'équivalent ingénieur. Nous n'avons jamais eu accès au QI de son père.

*Vignette clinique n°11 : Ange*

Ange est trisomique 21, sa naissance fut un drame pour ses parents, contribuant à sa façon à disloquer le couple. Sa mère s'est toujours investie pour l'éduquer, y compris pour le faire suivre en thérapie analytique sur le long terme et lors de ses crises existentielles. Et il a pu acquérir, faute d'un bagage intellectuel suffisant (il ne sait pas compter, il a du mal à lire et à écrire), une assise personnelle qui le rend content de lui et conscient de sa valeur (aux yeux des siens). Il est passé par de sales moments, avec la tentation du suicide lorsqu'il a compris l'inéluctabilité de son destin de trisomique face aux moqueries, face aux échecs amoureux. Il s'intéresse aujourd'hui au cinéma et il a sa carte d'abonnement à un cinéma d'art et d'essai, il est capable avec ses mots de parler avec pertinence des films qu'il a vus, il s'intéresse à la danse, il ose discuter politique et philosophie, il est amoureux d'une résidente de l'ESAT dans lequel il travaille. Il est heureux. Sa mère en est même venue à estimer que finalement il était à sa façon plus près d'un idéal humain que bien d'autres sujets normaux. Et comment ou pourquoi l'en dissuader ?

Ces deux vignettes cliniques démontrent qu'une vie très correcte ne nécessite pas forcément de reposer sur une intelligence vive. L'important est d'adapter les exigences du sujet et de son entourage au contexte et aussi d'enlever la dimension émotionnelle (agressive ou culpabilisée) dans l'accompagnement de ces jeunes. Tout est question de narcissisme, celui du jeune souvent et celui de ses proches la plupart du temps.

## Chapitre X : Quelques aspects de la demande sociale polymorphe vis-à-vis des surdoués

Du sous-don au surdon, il y a une continuité d'exigence. En tant que thérapeute, il n'est pas possible de faire abstraction des mentalités. Un jeune qui se vit surdoué ne peut pas être pris en charge comme un autre, d'autant que ses parents ne le supporteraient pas. Il est important d'intégrer ce qui est véhiculé sur les surdoués mais de rester critique.

La demande adressée à la psychiatrie de la prise en charge d'adolescents surdoués mais suicidaires, les sujets Schopenhauer, se fait à travers l'item de la suicidalité, mais c'est en prenant en compte l'ensemble du tableau que l'on peut espérer avoir un impact significatif sur ces destins.

Ces adolescents sont doués intellectuellement. Ils sont, au contraire d'autres, repérés par le milieu scolaire comme « intellectuellement précoces ». Ils accèdent sans problème à une réflexion sur eux-mêmes, leur destin et leur environnement socio-familial qui leur fait poser un constat nihiliste sur le sens de leur existence. Il ne s'agit pas d'une perte de sens, mais bien d'une absence constitutive de sens. Ils ont déjà fait des passages à l'acte, suicidaires ou hétéro-agressifs, ils sont parfois en difficulté scolaire et cela les trouble car c'est la dernière éventualité à laquelle ils auraient pu penser. Jusque-là, leur mal-être latent était masqué par leurs performances et la certitude d'avoir un destin exceptionnel. L'effondrement des performances scolaires, causé par une simple rupture affective parfois, les fait basculer du mauvais côté, du côté des perdants et cela leur est insupportable. A cet âge, une simple rupture affective est une épreuve narcissique considérable. Il est donc normal qu'elle puisse décompenser l'équilibre précaire qui prévalait.

On les rencontre dans ce contexte et si, bien sûr, il importe avant tout qu'ils survivent, qu'ils vivent, comment les aider à bien vivre ? Surdoués[1] ces adolescents n'ont pourtant pas toujours de brillants résultats scolaires, ce qui n'est pas étonnant compte tenu des connaissances actuelles en psychopédagogie sur la souffrance et le déséquilibre engendré par le fait d'être différent. Ils sont surdoués intellectuellement selon les critères en vigueur, mais ils ne sont pas armés pour

---

[1] Les surdoués sont généralement identifiés comme des enfants ayant un QI entre 120 et 130 ou au-dessus au test de Stanford-Binet, à l'échelle d'intelligence de Wechsler pour enfants, ou au Leiter test, utilisé pour identifier les enfants qui ont un retard de langage ou les enfants bilingues. Pour l'Association MENSA (1946), les surdoués sont des individus dont le QI est supérieur à 98 % de la population, ce qui correspond statistiquement à deux écarts-types au-dessus de la moyenne, soit un Q.I supérieur à 132. Selon Rémy Chauvin, précurseur en France dans la popularisation du concept (« Les surdoués », Ed. Stock, 1996), les surdoués bénéficient d'un Q.I exceptionnellement élevé, comportant « une différence de degré qui pourrait bien être une différence de nature ».../... « ce sont, en un mot, des handicapés, mais, encore une fois, dans l'autre sens ». Selon D.-J. Duché (1979), il faut « distinguer les enfants dits surdoués des enfants très intelligents... Les enfants dits surdoués doivent être également distingués des enfants dits précoces qui, tôt ou tard, malgré un début de scolarité brillant, vont rejoindre leurs camarades. [...] Pour pouvoir parler de surdoués, il fallait que ceux-ci aient des capacités intellectuelles supérieures et très diversifiées. Francine Hart (Les doués à l'école : douance, personnalité et rendement scolaire, Tome 2, Ottawa, 1991), définit la douance comme « indication d'un potentiel latent ou manifesté dans des domaines d'habiletés intellectuelles, talentueuses ou créatives qui se traduit par une interaction des causes ou des différences liées à l'hérédité, au milieu, à l'intelligence et à la personnalité, aboutissant à un développement personnel ou social. » Selon Ellen Winner (Surdoués, mythes et réalités, Ed. Aubier 1996), les surdoués sont des enfants présentant les trois caractéristiques suivantes : la précocité, une insistance à se débrouiller seul, la rage de maîtriser.

se trouver confrontés émotionnellement à la vanité de l'existence.

Au-delà de ce décalage paradoxal entre aptitudes formelles et réussite, ce qui demande sans doute à être davantage pris en compte par le milieu scolaire, ils sont adressés à la psychiatrie parce qu'ils sont porteurs d'une symptomatologie d'appel. Cette symptomatologie exprime leur intense souffrance psychique et celle-ci va au-delà d'une crise ou d'une désadaptation au milieu ordinaire habituellement repérable chez les sujets intellectuellement précoces. Ils présentent des signes du registre psychiatrique mais le tableau clinique n'est pas cohérent. Il dérange. Il y a une dysharmonie fondamentale entre les capacités de l'adolescent et l'utilisation qu'il en fait, entre ses potentialités intellectuelles et ses capacités à gérer ses émotions. En schématisant on peut distinguer deux domaines à articuler : l'intelligence intellectuelle et l'intelligence émotionnelle et empathique. On peut imaginer, idéalement un sujet surdoué dans les deux registres, il serait alors sans doute « au top » et sans souffrance. Mais on peut imaginer aussi un sujet surdoué intellectuellement mais seulement normalement doué émotionnellement et du point de vue de ses capacités adaptatives empathiques. Il sera forcément en décalage. A l'inverse, on peut imaginer un sujet normalement doué intellectuellement mais très doué du point de vue de la gestion de ses émotions et de l'empathie. On parle peu de ces sujets, ils passent inaperçus. En tout cas ces tableaux n'entrent pas dans le cadre de la (rassurante) nosographie concernant la normalité et la pathologie juvénile.

Ce malaise existentiel et ce mal-être nous semblent être les indices d'un malaise plus large au niveau sociétal. Ces sujets nous apparaissent comme l'avant-garde d'une génération déboussolée appelée par sa singularité à être un des enjeux des efforts normatifs (ou curatifs) de la psychiatrie de demain et des processus psycho-éducatifs.

Par leur origine sociale, par le positionnement solitaire mais stéréotypé de leur crise, ils se situent à l'autre pôle psychosocial que les jeunes que nous connaissons bien, ceux qui, carencés du point de vue de l'estime de soi et du point de vue culturel, sont issus des couches défavorisées et sont, certes, tout autant en souffrance mais porteurs, eux, de symptomatologies bruyantes, collectives, de comportements de révolte déjà élaborés en fait de société. Ces troubles de l'adaptation sont repérés et on a développé des stratégies socio-psycho-éducatives pour les prendre en compte. Tous les surdoués ne veulent pas se suicider, bien heureusement, certains oui, et cela pose question. Ces jeunes ne se révoltent pas contre des insuffisances criantes du milieu familial dont ils sont le fruit car leur milieu d'origine est déroutant de normalité, ces jeunes ne posent aucune revendication politique sociale, ils ne veulent pas changer la société, ils ne veulent pas se changer ou du moins ils disent en avoir perdu l'espoir ou l'envie, ils veulent disparaître et ils passent à l'acte.

Nous allons évoquer ci-après les itinéraires de quelques jeunes, divers par leur personnalité de base, et tenter, à travers l'analyse des points de convergence dans leur histoire, de dégager une unité psychostructurale et sociostructurale.

*Vignette Clinique n°12 : Alban*

Alban, 18 ans, est adressé à la consultation psychiatrique par la médiatrice en milieu scolaire du collège privé dans lequel il est scolarisé dans une classe pour élèves Intellectuellement Précoces. Issu d'une famille dont le domicile est situé loin de la ville dans laquelle il est scolarisé en tant qu'interne, il dit avoir fait ce choix pour ne pas cohabiter avec sa mère qu'il décrit lui-même spontanément comme une malade mentale, en fait une femme anxio-dépressive au long cours, porteuse d'une forme hostile et caractéropathique de la maladie. Il évoque facilement la maltraitance psychique dont il fut victime depuis son enfance, les nombreuses fois où, lui et son père, ont dû intervenir pour sauver in extremis la vie de sa mère lors de ses innombrables tentatives de suicide. Il parle de tout cela froidement et il pense que son père, avec qui il a des rapports aimants mais distants, appauvris par leurs souffrances juxtaposées et mal communicables, attend la majorité de ses plus jeunes enfants pour partir très loin, ou pour se suicider lui aussi. Alban pense à la mort en permanence, il la conçoit comme la seule issue à l'impasse existentielle dans laquelle il est plongé. Reconnu comme intellectuellement précoce, scoré à plus de 130 de QI, il est néanmoins en échec scolaire puisqu'à 18 ans révolus il est en première. Il se dit intéressé par l'aspect politique des choses et, interrogé sur son avenir, il déclare qu'il voudrait « travailler dans le commerce international ». Ces velléités conformistes apparaissent en contradiction avec son fonctionnement au quotidien fait de replis solitaires et avec son rejet explicite de la société de consommation, du capitalisme et de la primauté du profit qu'il a repérée et qu'il méprise. Il n'a pas d'ami, il précise bien que ses camarades de classe ou d'internat ne sont que des connaissances, n'a jamais eu de petite amie et il n'envisage pas de tomber amoureux. Il ne se reconnaît pas de passion, il a pratiqué différents sports avant d'être interne qui s'avèrent être tous des sports solitaires (tir, kung-fu, aéronautique, surf). Il accepte de nous montrer un court poème qu'il a écrit et qu'il garde toujours sur lui. La thématique en est désespérée, noire, et montre une fascination quasi esthétique pour la mort. Tout cela pourrait correspondre à une problématique adolescente mais le contexte et les idéations suicidaires montrent qu'on est déjà au-delà et que le risque vital est très présent. Alban, lors de la première rencontre, nous raconte avec un grand détachement un accident mortel dont il a été le témoin la semaine précédente. Un jeune motard avait percuté une automobile devant lui, de plein fouet. Sous le choc, son casque et ses bottes ont été arrachés. S'approchant de lui, il a partagé les quelques secondes d'agonie du jeune homme, puis a vu le corps devenir sans vie[1]. De cette expérience éminemment psycho-

[1] Le spectacle de la mort est devenu quotidien que ce soit sous forme

traumatogène et morbide il retire comme principe vital que puisque tout peut être anéanti en quelques secondes, à quoi bon vivre et construire vainement quelque chose. Il ne lui reste qu'à organiser sa mort au plus vite, il pense qu'au fond, c'est ça l'œuvre d'une vie. Placer le débat sur le plan de la réflexion philosophique, de l'esthétique ou de la politique ne l'intéresse pas puisque la philosophie elle-même est vaine et ne protège pas de l'anéantissement individuel et sociétal. L'ensemble de son discours est en continuité avec ce vécu, il ne montre aucune émotion comme s'il s'était au préalable anesthésié. De l'indifférence affective psychotique à ce positionnement défensif, comment faire la part des choses ? Il dissèque sa pensée et la réduit à des mots, il réfléchit avec intelligence sur chacun des arguments que l'on peut lui renvoyer, les démonte, les annihile, attend les suivants sans curiosité mais avec beaucoup d'attention polie. Il n'est pas triste, ne se sent pas coupable, ni indigne, il n'exprime pas de sentiment de responsabilité vis-à-vis du dysfonctionnement parental comme cela est si souvent le cas, ce que nous avons l'habitude de traiter. Il dort bien et ne pleure jamais. Il n'a plus d'émotion depuis longtemps, depuis son adolescence en fait. A aucun moment n'apparaît de thématique délirante si ce n'est que ce discours et son être-au-monde pourraient être considérés comme symptomatiques d'un positionnement

---

virtuelle (les jeux vidéo), relatée (les informations télévisées) ou réelle. Le sentiment normal et structurant de sa mortalité chez l'individu s'élabore à partir du dépassement des positionnements omnipotents de l'enfant et de sa prise de conscience de la question de la mort, autour de l'âge de raison. Si ce questionnement archaïque est au centre des préoccupations adolescentes (et il faut convenir que l'adolescence est une construction sociale récente propre à nos civilisations), il est ordinairement rapidement supplanté par le questionnement apporté par le mystère de la sexualité. Aujourd'hui, le fait sexuel se voit réprimé par la montée des intégrismes, le SIDA, la mort de l'institution « mariage » comme finalité socialisée de la rencontre interindividuelle sous la pression de l'individualisme et du jeunisme qui rejettent au second plan les perspectives familiales. La mort et sa déclinaison peuvent envahir le champ de préoccupation de ces jeunes fragilisés.

mélancolique, c'est à dire d'un envahissement ou d'un parasitage de l'expression de sa personnalité par les affects dépressifs. La vie semble l'avoir déjà quitté à tel point que l'on pourrait parler d'athymhormie, c'est-à-dire que les premiers contours diagnostiques ne peuvent faire l'économie des concepts de psychose et de mélancolie.

Le diagnostic de dépression atypique fut posé sur la base de la clinique et des antécédents maternels. Outre le traitement antidépresseur et antipsychotique qu'il refusât, nous lui proposâmes des activités thérapeutiques socialisantes théâtrales. Puisque la vie est un drame ou une comédie, autant devenir acteur et n'en pas être dupe.

*Vignette clinique n°13 : Elsa*

Elsa, jeune fille de vingt ans, scolarisée en terminale littéraire, a été hospitalisée sans consentement à la demande de sa famille dans les suites de plusieurs TS graves. Son lycée refuse de la reprendre compte tenu des risques mais ses professeurs restent en lien avec elle. C'est le cas en particulier de son ancien professeur de français à qui elle a confié le manuscrit d'un roman. Celui-ci témoignant d'une réelle maturité littéraire, de sa grande sensibilité et de son intelligence, le professeur est en train de le proposer à des éditeurs.

Elsa pourrait être une jolie fille si ses joues n'étaient pas couvertes d'acné, elle est frêle, gracile, le regard un peu absent, capable de soutenir une conversation sans qu'apparaissent des éléments délirants ou de dissociation. Lors des entretiens, elle relate avec froideur ses diverses tentatives de suicide, son sentiment que la vie est vaine, ne vaut pas la peine d'être vécue et l'absence d'un quelconque projet de vie. Elle est incapable de se projeter dans l'avenir, elle ne vibre pas à l'évocation de ses capacités d'écriture qui pourraient la stimuler, elle passe ses journées désœuvrée en dépit des sollicitations de l'équipe. Son intelligence apparaît inemployée, comme inhibée par la chape de l'indifférence affective et du négativisme qui l'envahit. Son impulsivité hétéro-agressive a favorisé des passages à l'acte clastiques contre le personnel soignant. Cette violence est brutale, froide, impulsive, non verbalisable, imprévisible. Lorsque la crise déborde ses capacités de maîtrise, Elsa est capable de frapper avec une grande violence sans pouvoir, après, s'expliquer. Elle verbalise a posteriori un vécu projectif comme si c'était l'autre qui l'avait agressée.

Quelques hallucinations acoustico-verbales, vagues et ponctuelles sont relatées, ce qui a fait poser le diagnostic de psychose. Elsa est donc traitée par un cocktail associant antipsychotique et antidépresseur mais ne parvient pas à s'investir dans les activités art-thérapiques qui lui sont proposées. En raison de son comportement, elle se retrouve peu à peu en porte-à-faux avec chacune des structures amenées à la prendre en charge, ce qui accentue son vécu d'isolement et d'incompréhension par le monde et conforte son statut de jeune en perdition et son vécu paranoïaque.

*Vignette clinique n° 14 : Géo*

Géo est un jeune homme de 18 ans, en terminale, hospitalisé sans consentement en raison de ses troubles du comportement. Le discours n'est riche que de son rejet de la vie. Celui-ci s'élabore sur un contenu nihiliste, déniant tout sens à l'existence dans un monde voué à la destruction. Il se décrit spontanément et de manière provocatrice comme extrêmement violent au fond de lui et capable, s'il n'avait pas un ultime et dérisoire souci des convenances, de se tuer sur-le-champ ou de tuer gratuitement n'importe qui. C'est d'ailleurs parce qu'il n'avait pas pu choisir entre se suicider et « faire un carnage à la Littelton » qu'il a finalement accepté l'hospitalisation en milieu psychiatrique, déniant par avance aux psychothérapeutes le pouvoir de le soigner. La folie le fascine depuis toujours comme un recours ou comme une provocation ultime et il rationalise sa situation nouvelle pour lui d'internement comme un champ d'expérimentation pouvant enrichir sa fascination pour la maladie, la mort, la folie. Il ne se révolte pas contre les contraintes liées à l'enfermement et il jette un regard froid, caustique et dissecteur, pertinent aussi, sur ses co-hospitalisés et sur le personnel soignant. Lui aussi est considéré après bilan comme intellectuellement précoce et il se ressent en complet décalage avec les finalités du milieu scolaire comme avec celles de la société en général. Il n'accepte aucune convenance car il les trouve vaines, il est révolté mais sans projet.

Les relations avec ses parents sont quasi-nulles. Lorsque ses parents lui rendent visite, son père lit ostensiblement le journal, incapable de parler avec son fils, il est comme paralysé d'angoisse. La mère apparaît plus chaleureuse. Informés des inquiétudes soignantes et du pronostic péjoratifs, les parents n'ont rien pu manifester.

*Vignette clinique n°14 : David*

David a 16 ans et demi. Sa mère nous contacte en désespoir de cause car il se montre de plus en plus violent avec elle. Considéré lui aussi comme un enfant surdoué il est en rupture de scolarité et il reste cloîtré chez lui. Il est décrit comme insomniaque, il joue à des jeux vidéo toute la nuit et il ne se lève plus le matin. Il en a conscience avec lucidité, il se souhaite plus « sociable » et il fume un peu de haschich : aller le chercher dans le quartier est devenu son seul acte socialisant car ça l'amène à aller rencontrer des pairs. Sa mère se raccroche à ce symptôme, le met en avant, comme si, celui-ci traité, les troubles allaient disparaître par magie. David a déjà eu maille à partir avec la police car il s'était acoquiné avec une bande du quartier, pas une bande de banlieue, une bande de fils de gens « normaux », ce qui ne les avait pas empêchés de poser des actes graves. Après plusieurs rendez-vous manqués, David accompagne sa mère à la consultation. Le contact est correct, il est coopérant, plein de bonne volonté, ce qui montre que lui aussi voudrait que « ça change ». Il nous donne plus d'informations que sa mère ne voudrait tant elle est soucieuse de garder un semblant d'apparence. Mais le désarroi du « couple » est patent. Si la mère semble plus perturbée que le fils et retire de la situation, paradoxalement, une raison de vivre, il n'en demeure pas moins que c'est lui qui se retrouve en panne sociale et qui est immergé dans un vide assourdissant qu'il tente de combler, par sa consommation effrénée de haschich, de jeux vidéo et par sa violence qui devient elle aussi addictive dans la mesure où elle le remplit. S'il n'est pas fondamentalement suicidaire, sa conduite s'apparente à un refus de vivre, à une volontaire mise entre parenthèses, l'image de la panne sociale nous apparaît parlante : tout est en place pour qu'il fonctionne et qu'il avance, manquent le carburant, et/ou la clef de contact !

Ces cas présentent plusieurs difficultés d'approche :

- **Contextuelle** : Par leur âge de début des troubles, Elsa, Géo, Alban, et David se situent dans la fourchette de prise en charge adolescent/adultes et ceci a impliqué une errance de la prise en compte initiale de leurs troubles, voire un retard préjudiciable de traitement des symptômes présentés. Ils relèvent du milieu scolaire mais la sévérité de leur pathologie les fait avoir été très (trop) tôt adressés dans des secteurs de psychiatrie pour adultes. Dans ces services, les professionnels sont mal préparés à un travail en partenariat avec le milieu scolaire, ce qui induit souvent des difficultés.

- **Éthique** : L'enjeu de ces prises en charge est énorme dans la mesure où on sait que de la nature et de la qualité de la prise en charge initiale dépendent pour partie l'évolution clinique et le pronostic. N'est-il pas abusif de psychiatriser ces adolescents au risque d'induire des effets iatrogènes invalidants, que ce soit par les effets secondaires des psychotropes ou par la stigmatisation par connotation psychiatrique de leurs troubles du comportement qui ressemblent aussi, par certains côtés à des crises d'adolescence ? Mais n'est-il pas déraisonnable de les priver de soins s'ils sont malades ? C'est la hiérarchisation des risques qui peut guider la marche à suivre :

- **Risque vital** car à tout moment peut survenir un passage à l'acte dramatique.

- **Risque social** car leur intégration scolaire est précaire. La dyssynchronie sociale[1], décalage entre le surdoué et son environnement, est un phénomène repéré. Il est même considéré comme constitutif du tableau. Ici, cette dyssynchronie confine à la désocialisation. Chaque mois passé éloigne ces adolescents des circuits ordinaires. Ils sont, en dépit de leur intelligence et du déni parental souvent, en échec scolaire patent, en panne de socialisation. Il y a une telle discordance entre ce qui était annoncé (avoir un enfant surdoué ouvre la porte aux plus grandes espérances parentales) et ce qui est constaté (l'échec social et le pronostic de la maladie annoncée) que personne ne comprend, et n'accepte. Des mécanismes défensifs se mettent en branle pour lutter contre la culpabilisation de chacun et le diagnostic de maladie mentale, cruel certes, sert de paravent déculpabilisant : « ce n'est la faute de personne, c'est plus fort que nous ». Il ne reste qu'à espérer une *restitutio ad integrum* grâce aux médicaments et le marketing des psychotropes promet beaucoup aux psychiatres comme aux malades. Ces jeunes finiront-ils avec une Allocation aux Adultes Handicapés et en attente d'un hypothétique placement en ESAT ?

---

[1] Jean-Charles Terrassier : *Les enfants surdoués ou la précocité embarrassante.* ESF Edition, 1999.

- **Risque familial**. Les jeunes porteurs de symptômes sont quelquefois issus de familles préalablement fragilisées par la maladie ou le caractère hors norme du comportement de certains parents, leurs troubles peuvent aussi être lus comme des rétroactions à ces dysfonctionnements familiaux mais des conséquences de leurs troubles sur les fratries et sur l'équilibre psychique des parents sont prévisibles. Il y a emballement des systèmes personnels, familiaux et sociaux offerts au regard du thérapeute. La plupart du temps, les jeunes Schopenhauer évoluent dans une famille complètement normale.

Une réflexion sur le sens du symptôme est nécessaire. Le symptôme est à considérer à la fois au niveau individuel car chacune de ces histoires est avant tout un drame personnel mais aussi à travers la recherche du sens de ces nouvelles « pathologies » associant la triade « adolescents, surdoués, suicidaires » comme indicateur de l'évolution sociale. Dépression atypique et entrée insidieuse dans la schizophrénie sont malheureusement de grands classiques de la psychiatrie et en corollaire, la montée en puissance de la demande concernant des jeunes normodoués ou réputés surdoués, et en souffrance questionne. On peut faire un parallèle avec ce qui existe déjà au Japon et en Corée du Sud, pays où la pression sociale sur les enfants et les parents génère un stress social et un taux de suicide important et où de plus en plus d'adolescents et de jeunes adultes, peut-être sur un mode défensif, se désengagent du monde et restent cloîtrés chez eux, scotchés aux jeux vidéo dans un para-monde qu'ils maîtrisent[1].

---

[1] Bourgeois, D., Struczyk S. : Les neets, un avatar du narcissisme. *PsyCause* N° 54, 2009.

En France, les campagnes de prévention du suicide de l'adolescent commencent à porter leurs fruits. Chacun des adolescents cités (cf. supra) a fait un ou plusieurs passages à l'acte, ou en tout cas a manifesté des velléités suicidaires et leur survie actuelle tient objectivement du miracle, d'un concours de circonstances. Peut-on envisager qu'autrefois ces adolescents en désarroi, moins surveillés par le corps enseignant et par leurs parents, moins facilement détectés faute de sensibilisation, n'auraient pas survécu et n'auraient pas été vus par la psychiatrie ? Et que leur apporte la psychiatrie si c'est pour les propulser vers un destin de malade ?

Ces comportements apparaissent symptomatiques de la faillite des potentialités structurantes du contexte. La déliquescence d'un corps social qui s'avère non seulement incapable d'offrir aux jeunes des perspectives positives mais encore incapable de susciter un espace politique pour sa contestation dans lequel la jeunesse intellectuelle pourrait s'engouffrer, vibrer, proposer ses solutions laisse peu d'issue saine aux adolescents. Certains jeunes n'ont même plus à disposition les simples mots, le vocabulaire pour penser et exprimer leur situation, ils l'expriment par des actes antisociaux qui peuvent être lus comme de la délinquance, et si ça stimule toujours plus un désir d'ordre et nourrit la répression, ça ne met pas en cause le système. D'autres jeunes gardent la possibilité de penser leur situation et d'en retirer une dynamique relationnelle et une compréhension du monde structurante : ils se politisent, ils vont au bout de leurs études, ils acquièrent un statut social (professionnel) valorisant, ce qui cautérise un temps leur ardeur et masque leur souffrance d'être. Mais pour emprunter ces deux voies, opposées, il faut un appétit de vivre, ce que n'ont pas certains jeunes, les Schopenhauer, et se pose alors la question de la raison de cette faillite ou de cette carence du désir. En d'autres termes, l'envie de vivre d'un sujet est-elle issue d'une construction psychique (psychogenèse) ou bien la dissolution constatable de l'envie de vivre de certains est-elle issue de leur histoire singulière : psychogenèse aussi.

En d'autres temps, dans des périodes sombres de l'histoire, on a pu voir émerger de tels fonctionnements révoltés, souterrains ou politiques, mais la différence réside dans le fait qu'ils ont pu, peu ou prou, s'organiser en mouvement d'essence plus collective. Le *spleen* des romantiques ressemble un peu à cette anhédonie. Il signait l'impasse d'une génération au creux de la vague, après l'épopée napoléonienne. Un peu plus tôt, *Incroyables et Merveilleux* apportaient un soupçon de « surréalisme » au moment de la terreur révolutionnaire tout comme les *Zazous*, un siècle et demi plus tard, déclaraient leur folie comme « politesse du désespoir », comme dit l'aphorisme, dans la France occupée et pétainiste. Contemporains exacts des Zazous, cependant, d'autres jeunes choisissaient de s'engager dans la résistance contre l'occupant, acte objectivement tout autant suicidaire que de sauter solitairement d'un pont aujourd'hui mais d'une portée sociale tout autre, ne serait-ce que par la sublimation qui le sous-tend et par sa composante philanthropique et politique : se sacrifier pour une noble cause, la patrie, le drapeau, la liberté. L'individualisme ambiant a gagné les fonctionnements. Il est devenu un truisme de dire que la solidarité familiale, mise à mal par un ensemble de failles sociogènes bien identifiées[1], ne peut plus faire office de réceptacle et de régulateur (cf. les dysfonctionnements familiaux majeurs présents chez nos patients). Cela ôte toute perspective de prise en compte politique du contexte et ces jeunes ne sont pas en mesure de se rassembler, de s'instituer en une génération désireuse, comme les précédentes, de faire table rase du passé, d'imprimer sa marque sur le cours des événements. Passé le temps de la révolte individuelle survient l'anhédonie. Certaines dérives actuelles qui entraînent des jeunes vers

[1]Essor des familles monoparentales, persistance d'un chômage parental sur plusieurs générations et absence de perspectives intégrantes pour les jeunes, faillite de l'école comme lieu d'apprentissage et de socialisation.

l'utopie djihadiste, mortelle, sont à prendre comme des tentatives désespérées de construction identitaire.

Mais ce que nous venons d'évoquer concerne des groupes, a contrario des jeunes Schopenhauer qui ne sont d'aucun, qui ne veulent être d'aucun. Cliniquement, ces jeunes ne sont pas dissociés, ils ne présentent pas les signes négatifs attendus de la psychose et ils s'écartent complètement de la clinique classique qui décrit un gradient : schizoïdie, schizothymie, schizophrénie. Ils conservent une qualité et une profondeur du contact interhumain, ils offrent la pertinence désarmante de leur analyse tant de leur situation personnelle que de la société dans laquelle ils évoluent et dont ils affirment refuser la pression. Ils n'ont pas d'antécédent significatif de prise de substances psychodysleptiques susceptibles d'induire des expériences de dépersonnalisation aiguë ou de les engager dans une sociose cannabique[1]. Ces éléments les excluent du champ de la psychose constituée sans que l'on puisse, naturellement, nier le risque d'être face à une forme débutante. Cette difficulté d'approche était déjà été pressentie par un psychiatre travaillant en service d'urgence, à propos de ces troubles « initiaux » déroutants et mal intégrables dans le corpus sémiologique.

> « La majorité des patients est trop imprévisible pour être classable au premier entretien ou même lors des premiers soins. Ils sont doublement imprévisibles : dans l'immédiat en raison de leur instabilité et forcément à plus long terme en ce qui concerne leur avenir. En réalité ces patients, adultes jeunes et adolescents constituent la majorité de ces psychoses naissantes. Il ne s'agit pas forcément encore d'entrée en psychose et c'est sans doute cela qui nous met en porte-à-faux. On ne peut pas les définir en fonction des critères sémio-nosographiques affectifs ou psychotiques tant l'activité

[1] Medjadji, M. Ouachi H., Bourgeois D. : Existe-t-il une sociose cannabique d'allure psychotique ? *Synapse* N°177, NHA Éditions 2001.

intellectuelle et les sentiments paraissent chez eux à la fois intense et instables (...) ces sujets non encore identifiables, ces "OVNI" de la psychiatrie, malades élémentaires, n'en restent pas moins abordés essentiellement avec les scalpels et les fragmentations de la psychiatrie du XIX° ».[1]

L'enjeu serait de bâtir une sémiologie adaptée si ce n'est prédictive.

Il nous paraît trop réducteur de les considérer comme étant de « simples » psychotiques débutant leur carrière sur un mode encore plus atypique que d'habitude, ce qui reviendrait à exonérer le contexte social et psycho-éducatif de ses responsabilités. Naturellement, ils ne sont pas à l'abri de dérives fonctionnelles psychotiques : expérience hallucinatoire spontanée ou favorisée par une prise de toxique, inhibition du contact d'allure autistique ou angoisse massive débordant toutes possibilités de contrôle émotionnel, replis existentiel, envahissement partiel, progressif, de leur champ d'intérêt par un positionnement délirant susceptible de donner un sens à leur inexistence, le délire protégeant du suicide. L'apport ponctuel d'un traitement psychotrope symptomatique serait alors à discuter. Le risque est :

- **une institutionnalisation progressive** par accumulation d'hospitalisations à chaque écart de conduite (auto ou hétéro-agressif), une neuroleptisation au long cours et ses conséquences physiques et cognitives délabrantes (le tableau clinique qui fait qu'un psychotique est immédiatement repéré dans une cohorte de malades tient plus aux effets secondaires des traitements qu'à sa pathologie : ralentissement, idéo-

[1] Grivois H. : « La clinique psychiatrique à l'épreuve des psychoses naissantes » in *L'approche clinique en psychiatrie, Histoire, rôle, application.* Collection les empêcheurs de penser en rond, Vol 1, pp. 148,149, Laboratoire Delagrange/Synthèlabo 1992, sous la direction de P. Pichot et W. Rein.

moteur, perte d'initiative et détachement, perte du ballant des bras, surpoids, dentition déplorable.

- **une incapacitation par validation sociale** de leur inadéquation au système puis perspective à court terme de l'octroi d'une Allocation aux Adultes Handicapés cicatricielle.

Dans le cas des patients ci-dessus décrits, adressés au psychiatre, être doué devenant un handicap, on ne peut que constater qu'ils vivent une objectalisation de fait dont ils sont les spectateurs lucides et attentifs, qui les désole, qui les conforte dans leur sentiment d'être incompris et qu'au fond, cette incompréhension est logique. Cette objectalisation les transforme en psychotiques authentiques par leur positionnement et elle nourrit secondairement leurs expériences de dépersonnalisation dans la mesure où ils se ressentent (et ils sont parfois vraiment) agis par leur entourage. L'entourage les prend en main, au propre comme au figuré : on retrouve le *double lien* cher aux systémiciens.

De plus en plus, on perçoit en clinique que les fonctionnements psychotiques ne sont pas l'apanage des schizophrènes. Chacun peut, à un moment où à un autre de sa vie, en fonction du contexte et aussi en fonction de son niveau de fonctionnement, raisonner comme un psychotique, se conduire comme un psychotique, entrer dans un mode relationnel à autrui et au monde proche du délire. Ces distorsions cognitives et relationnelles sont le plus souvent focales et elles peuvent être critiquées : « J'ai pété un plomb ». Cela questionne la notion de structure comme entité résistante et ouvre sur d'autres dénominations : positionnement, aménagement, ce qui est susceptible d'affiner le regard clinique. La schizophrénie comme entité morbide singulière et rare se trouve recentrée sur des déterminants biologiques et elle se fonde sur un processus catastrophique étayé par l'altération en cascade de certains processus cognitifs et processus régulateurs émotionnels.

En d'autres temps, tous ces jeunes auraient été catégorisés comme relevant de « forme d'entrée dans la schizophrénie » ou de dépression atypique. Tout ceci illustre le polymorphisme de la maladie et relativise le concept de schizophrénie comme expression certes d'un désordre biologique, mais aussi comme trouble d'étiologie complexe dans ses rapports à la psychogenèse et au contexte social. Le concept de psychotraumatisme complexe est une autre grille de lecture, non contradictoire des processus psycho-génétiques en jeu[1].

Le diagnostic/pronostic extensif de schizophrénie qui fleurit depuis vingt ans est sans doute entretenu abusivement par la perspective idéologique rassurante d'un possible traitement psychotrope miraculeux (il n'est question que de pharmacologie et de galénique dans les modalités de prise en charge de cette « maladie », si on s'appuie sur le modèle biologique) comme par l'idée qu'une maladie psychique peut se concevoir comme isolable du contexte socio-familial dans lequel elle se développe et de la personnalité de l'individu qu'elle affecte. Et cette hypothèse de travail, si elle ampute la prise en charge d'une partie de ses ressorts, confine à l'idéologie réductrice.

---

[1] Certains auteurs anglo-saxons ont proposé la notion d'état de stress post-traumatique complexe (Disorder of Extrem Stress Not Otherwise Spécified -DESNOS) en lien avec des psychotraumatismes répétés. Les symptômes sont proches de ce qui est décrit dans les critères diagnostiques borderline des nomenclatures internationales : troubles dissociatifs et dérégulation des affects pouvant faire poser le diagnostic infondé de schizophrénie, incapacité à faire confiance aux autres (et à soi-même par mauvaise estime de soi), agressivité relationnelle, répétition des éléments traumatiques avec revictimation, idéations suicidaires et prises de risque excessives pouvant faire poser le diagnostic réducteur de trouble dépressif, culpabilité et honte renvoyant à une symptomatologie d'allure névrotique, troubles somatoformes... Voir Roberge P. : Exploration du concept de traumatisme complexe in *Journal international de victimologie*, tome 9, N° 2 (2011).

Il y a longtemps déjà, Georges Devereux (1965)[1] qualifiait la schizophrénie de « Psychose ethnique » avançant que « l'individu atteint de désordres psychiques tend à se conformer strictement aux normes du comportement approprié du fou ». Ces « normes d'anormalité » dans la mesure où elles sont étroitement fonctions de la société dans laquelle évolue le fou, sont changeantes, donc trompeuses et on retrouve la notion de syndrome lié à la culture. Ces jeunes nous brandissent-ils de nouvelles normes d'anormalité, chaque génération ayant ses trouvailles ? L'idée de Devereux rend compte de la grande polymorphie clinique de la psychose, selon les époques et selon les cultures, mais recadre également la psychose « reine des maladies mentales » comme emblématique sinon symptomatique de la culture dans laquelle elle se développe. Les antipsychiatres (R. Laing, D. Cooper) ne disaient pas autre chose lorsqu'ils positionnaient le fou emblématique qu'est le schizophrène comme symptôme d'une folie sociale (ou familiale) à traiter dans une dimension logiquement d'essence politique. Il y a cinquante ans, le fou absolu était le schizophrène, aujourd'hui c'est sans doute le djihadiste radicalisé[2] qui va tenter de faire un meurtre de masse, un Amok[3]. Mais être à la fois jeune, surdoué et suicidaire, c'est aussi une figure formidable de l'anormalité. Ainsi certaines des caractéristiques cliniques de la schizophrénie actuelle en occident entrent étroitement en résonance avec l'idéologie sociale dominante : ici, « le détachement, l'absence d'affectivité, le morcellement, l'engagement partiel » (J.-M. Havel), le repli sur soi, la perte du

---

[1] Devereux G. : *Essais d'ethnopsychiatrie générale* Paris Gallimard 1965, cité par J-M Havel in Act. Med. Int. (Psychiatrie) 21, N°3, mars 2004

[2] Un ministre de l'Intérieur a même voulu les confier à la psychiatrie : 18 août 2017. G. Collomb a déclaré vouloir « mobiliser la psychiatrie contre les radicalisés ».

[3] D. Bourgeois : *Criminologie politique et psychiatrie*. pp. 82 et suivantes. L'Harmattan, 2002.

sens collectif. M. Foucault[1] avait bien montré comment la folie servait, *in fine*, l'ordre dominant en s'érigeant en un modèle de déviance absolue un contre-modèle social apte à définir en creux une norme acceptable, l'individu socialisé. En subvertissant la norme (ils sont jeunes, ils sont intelligents mais ils sont malheureux, ce qui est le négatif de la *Star Académie* des années 2000 et du modèle actuel offert aux jeunes), ces jeunes gens nous interrogent. Ils arrivent, au prix leur souffrance, c'est peut-être un signe de l'acuité de leur regard sur leur monde, à subvertir en retour le regard que nous posons sur la société qui les engendre et les taxe de fous.

[1] *M. Foucault (1972) : Histoire de la folie à l'âge classique : Folie et déraison*, Paris, Gallimard coll. » Tel ».

# Partie III

## Adolescents, surdoués, suicidaires : un Syndrome de Schopenhauer ?

### Chapitre XI : Le sens de la vie

En postulant l'existence du Syndrome de Schopenhauer, nous souhaitons pointer certaines singularités du fonctionnement psychique de sujets que l'on retrouve étiquetées diversement, cf. supra, dépressif anaclitique ou atypique, schizophrène débutant, trouble de la personnalité, maladie borderline, ce qui pourrait ébaucher un démembrement de la constellation borderline qui, par son histoire et la manière dont elle a été construite, reste un fourre-tout sémiologique, ce qui facilite la critique du concept[1].

Le Syndrome de Schopenhauer[2] est sans doute tout au plus un *Culture-bound Syndrom*, une construction clinique socio et psychodynamique relative à la culture occidentale, limitée du point de vue spatio-temporel à notre époque de début chaotique du XXI° siècle[3], ce qui aussi pour partie le cas des

---

[1] Définition de l'Etat-Limite : (selon le DSM-III, 1980), la plus parlante : Mode général d'instabilité de l'humeur, des relations interpersonnelles et de l'image de soi-même apparaissant au début de l'âge adulte. Il faut au moins cinq des manifestations suivantes : instabilité et excès, menaces suicidaires, trouble de l'identité, sentiment permanent de vide ou d'ennui, efforts effrénés pour éviter les abandons réels ou imaginés.

[2] D. Bourgeois (2016) : adolescents, surdoués, suicidaires, un syndrome de Schopenhauer. *L'information psychiatrique* 2016, 1 vol 92.

[3] En utilisant des approches plus contemporaines, on pourrait revisiter utilement les observations et les analyses ethnographiques de Margaret Mead, 1931-1933, concernant les doux Arapesh comme les féroces Mundugumor de Papouasie. (M. Mead : Mœurs et sexualité en Océanie coll. Terre Humaine 30003, Plon 1966, Paris). Et on pourrait aussi faire l'hypothèse que ces observations portaient sur des micro-sociétés (de

troubles borderline dans la mesure où ceux-ci relèvent d'une psycho-sociogenèse plus que d'une pathologie biologique. C'est donc un peu d'ethnopsychiatrie que nous parlons. Ce syndrome concerne peu de nos patients mais il importe de ne pas le rater, sous peine d'un immense gâchis de potentialité humaine.

*Vignette clinique n°15 : l'étoile filante*

Élodie, 20 ans, est étudiante en psychologie, en 3° année, elle fait cette année par correspondance car elle a subi des crises d'anxio-phobie dans l'amphithéâtre et elle ne veut plus se confronter aux étudiants de sa promotion. Les pompiers sont venus la chercher « jusque dans l'amphi » et elle a honte. Selon sa mère qui l'accompagne à une première consultation, qui survient après d'autres, elle est porteuse d'une symptomatologie à type d'anorexie-boulimie depuis l'âge de 11 ans, elle a déjà l'expérience d'une tentative de suicide, elle décrit des phobies d'impulsion, elle est sujette à se faire des scarifications. Elle a été suivie par plusieurs psychologues, des psychiatres, elle est en psychanalyse depuis quelque temps. Élodie est d'une intelligence vive et elle témoigne dès cette rencontre d'une grande capacité d'introspection, d'une terrible lucidité sur ses sentiments et sur son fonctionnement au quotidien, qui la désole. En dépit d'une apparente froideur du contact, d'une tendance défensive à l'intellectualisation et à l'hermétisme, le diagnostic de psychose a rapidement été abandonné par tous les psychiatres et thérapeutes qui ont eu à la rencontrer depuis sa puberté devant l'absence de dissociation du cours de la pensée. Plusieurs diagnostics ont été tour à tour expérimentés : uni polarité dépressive sur

500 à 1000 âmes) en pleine discordance de fonctionnement du fait d'éléments exogènes : la méta-autorité nouvelle du colonisateur anglophone, l'interdiction récente du cannibalisme et des meurtres sacrificiels qui étaient aussi des facteurs de structuration sociale. Qu'est-ce qui peut favoriser émergence, en occident, des sujets Schopenhauer, de tels inadaptés sociaux comme disait M. Mead ?

terrain bipolaire mais elle n'a pas d'antécédent familial ou éducationnel significatif, dépression résistante avec caractéristiques psychotiques, état-limite pseudo névrotique, ou pseudo psychotique. Élodie a toujours été une terrible énigme. Pour tenter de l'aider à dépasser ses phobies, elle est prise en charge en atelier thérapeutique utilisant l'art-thérapie dans une clinique privée. Elle a déjà expérimenté toutes les formes de thérapie (Thérapie Cognitivo Comportementale y compris…) et presque tous les psychotropes ! Anti-dépresseurs, normothymiques, antipsychotiques, anxiolytiques. Elle garde une tendance à déprimer mais elle dit ressentir moins d'angoisse depuis qu'elle a retrouvé le nid familial en quittant le milieu stressant de la fac. Elle est surprotégée par sa famille et elle verbalise un grand vide existentiel que les études et les activités thérapeutiques ne remplissent pas. Elle est aboulique, anhédonique, démotivée à tout. Sa mère décrit de l'hypersomnie comme fuite devant le vide de sa vie. Elle est très belle et elle a un petit ami, « comme ça », qu'elle n'investit pas vraiment. Elle se demande aussi comment il fait pour la supporter ainsi, ce qui est l'ébauche d'un sentiment de culpabilisation et d'indignité vis-à-vis de l'attention qu'on lui porte. Elle décrit froidement ses idées récurrentes de mourir, elle le fait sans tristesse, sans révolte ni irritabilité. Sa mère nous parle de l'ébauche d'un syndrome d'automatisme mental, acoustico-verbal (des voix qui lui disent de se tuer, « ces injonctions que j'entends », auxquelles elle résiste de façon volontariste mais qui la paniquent parfois) sans dissociation du cours de la pensée, sans construction délirante. Sa concentration et ses capacités attentionnelles sont préservées et acérées. Elle parvient à se tenir à flot pour ses études de psychologie qui l'avaient intéressée comme espoir de se comprendre, même si elle n'y croit plus. Elle se dit déçue par la pauvreté du contenu des études. Son point faible, selon elle, c'est la gestion et l'acceptation de ses émotions. Elle n'a aucun vécu abandonnique (elle n'a aucun élément de cet ordre dans son histoire personnelle), pas de carence de l'estime de soi. De fait, dans son entourage, tout le monde est centré sur elle, elle est dans l'hyper contrôle émotionnel, le tout sur une personnalité un peu obsessionnelle, comme ce que l'on retrouve dans certains positionnements psychiques anorexiques. Et elle verbalise sans passion la sensation de l'inutilité de la vie : « Je me regarde vivre et je ne comprends pas pourquoi je vis. » Son anorexie, inscrite dans son fonctionnement depuis des années ne la perturbe plus, cependant elle décédera suite à une ingestion médicamenteuse volontaire, sans réel but suicidaire semble-t-il, à visée simplement sédative et anxiolytique, suite à un arrêt cardiaque favorisé par son hypokaliémie chronique, anorexique.

Cette patiente présente beaucoup de symptômes, mais l'aborder sous l'angle nosographique de ses aménagements économiques aura été une impasse. Cela a été tenté par chacun des thérapeutes qui ont eu à la prendre en charge. Parmi les mots dits, ce qui nous intéressera pour Élodie, c'est l'item : « sentiment permanent de vide ou d'ennui ». Chez les sujets Schopenhauer, on ne retrouve jamais de jubilation à exister, on ne perçoit pas d'éclat de rire (il suffit de leur demander quelle était la dernière fois où ils ont eu un fou-rire pour se trouver confronté à leur perplexité). On retrouve une dysphorie permanente que l'on peut appréhender via les termes d'absence d'élan vital, d'aboulie et d'anhédonie, ce qui fait basculer le diagnostic vers la dépression[1]. On perçoit un syndrome amotivationnel (chez certains sujets, et qui est parfois renforcé par un cannabisme. Le cannabisme habituel étant une tentative de colmater le sentiment permanent de vide et d'ennui, il est fréquemment utilisé comme anxiolytique par les patients), plus qu'une démotivation à vivre car ont-ils eu un jour une réelle motivation personnelle à exister ? Cette dysphorie est d'essence anaclitique, elle se décline et se déplie

[1] Du point de vue homéopathique : On a décrit (Th. Albernhe), le fait que pour ce type de profil, la possibilité de prescrire : Hydrogenium 100 000 K globule® Mais la préparation est difficilement trouvable en pharmacie.

de manière linéaire, chronique ou cyclique, ce qui fait qu'elle est souvent étiquetée bipolaire (ou unipolaire). C'est rassurant pour les psychiatres. Elle est essentielle à la compréhension du syndrome de Schopenhauer et nous nous proposons d'en explorer, en creux, les contours psychopathologiques qui en font une dysphilosophie de vie : de l'envie à la vie et à l'a-vie. Ces jeunes sont objectivement surdoués intellectuellement et émotionnellement, ils se sont précocement compris, par le biais d'une introspection et/ou par le biais de démarches psychothérapiques individuelles dont ils ont (trop) vite perçu les limites. Ils ont aussi souvent tenté sans en être dupes longtemps de poursuivre des études intellectuelles en sciences humaines, en psychologie par exemple, ils ont lu et assimilé les principaux philosophes, ils les ont compris et ils ont assimilé aussi le paradoxe des destins de ces philosophes, ils se connaissent bien, trop bien (c'est le syndrome de Schopenhauer comme négatif de l'alexithymie), ils ont perçu les limites de leur entourage et ils ne les acceptent pas pour autant. Ils aiment leurs proches pourtant et ils s'en savent aimés, ils auraient tout pour aller de l'avant et obtenir une assise psycho-sociale de qualité, ils devraient s'aimer, et aimer leur vie, ils devraient profiter de leur vie et pourtant ce n'est pas le cas car ils n'ont pas la capacité d'insouciance nécessaire. Ils ont su faire appel à l'aide et on les a entourés, correctement selon les critères usuels, et tout cela ne sert à rien. Ils ont très tôt, trop tôt, vécu l'inanité de l'existence. Dès lors, rien ne les narcissise, tout les dénarcissise !, ils ressentent comme une évidence lancinante que leur vie « ne vaut pas la peine d'être vécue ». Ils le disent, ils savent qu'ils sont alors hors-normes, ils luttent, ils s'épuisent, ils souffrent, ils s'effacent.

*Vignette clinique n°16 : Mila*

Mila, 30 ans, est une jeune femme d'origine sud-américaine, venue en France pour y réussir sa vie. Elle a terminé en France des études de droit et de commerce, elle est devenue compétente et appréciée dans son domaine, elle est employée dans une entreprise d'import-export, elle vit en couple depuis peu, mais elle s'y sent mal. Avant cette mise en couple, elle a multiplié les conduites sexuelles à risque, les scarifications, des ébauches de tentative de suicide sans réel désir létal, elle a tenté diverses approches thérapeutiques, en libéral ce qui lui coûte cher. Elle est maintenant en soin psychiatrique pour cela. Elle a été étiquetée tour à tour psychotique, dépressive, bipolaire, puis borderline. Elle s'est mise en question, elle veut se comprendre. Rapidement, en cours de thérapie, elle se retrouve dans la question du narcissisme. Elle envisage de quitter son emploi ou de mener en parallèle des études de psychologie. Elle est très fine, intelligente et pertinente dans son ressenti émotionnel, ce qui fait qu'elle porte un regard lucide et impitoyable sur elle. Elle aime la psychologie mais ce qu'elle trouve dans les livres semble ne pas la concerner. Elle se vit comme d'un autre monde. Ce qui est un peu le cas vu son parcours personnel. Elle n'a pas les codes relationnels avec les gens mais elle sait qu'elle ne les avait pas plus dans son pays. Elle est contente parfois d'être à des milliers de kilomètres de sa famille, comme ça elle les inquiète moins, même si l'éloignement lui pèse parfois. Elle écrit dans un mail qu'elle m'adresse : « J'ai souhaité hier louer un appartement à côté du travail pour vivre ou mourir seule. Bon je n'ai pas le courage. Je ne veux pas me couper une jambe pour agoniser encore plus, mais je suis sûre que tout se fait naturellement. Et dans ces démarches naturelles, je me retrouve. Une très bonne nouvelle ne m'ajoute pas beaucoup. Des séquences des mauvaises nouvelles me rassurent de la naturalité de mon destin ». Au-delà de cette ordalie, elle cherche comment survivre ? : « Après j'aime les petits plaisirs. Très bientôt je vais savourer un croissant choco noisette avec un café tout chaud. Hummmmm. Je comprends mieux pourquoi j'aime autant ces petits plaisirs, car c'est l'enfer la grande vie ! ! ! »

Mila exprime spontanément certaines idées stoïciennes. L'objectif au quotidien, pour elle, serait, schématiquement, de simplement parvenir à l'ataraxie (sédation de ses souffrances) grâce à *l'apatheia* comme mode de gestion de ses passions, condition du bonheur. Elle se désespère à restreindre ses ambitions, ce qui va à l'encontre de sa motivation un peu mégalomaniaque à venir s'établir en France, pays où elle devait réussir sa vie ; elle y puise son courage à supporter ce qu'elle devient. Mais cela engendre chez elle un spleen chronique et insidieux, une dysphorie comme disposition face au monde. On retrouve chez elle ce qu'on nommait autrefois, concernant les romantiques du début du XIXème siècle, un *tædium vitae*, un désespoir vide au sens étymologique. Comme Mila, les sujets Schopenhauer ont passé une enfance apparemment normale mais rétrospectivement, ils le disent eux-mêmes, ils n'ont jamais été heureux en fait. Cela est évocateur d'une pseudo latence morne (cf. la psychogenèse des états-limites selon Bergeret). Et on ne retrouve pas forcement le Traumatisme Désorganisateur Précoce attendu (abus sexuel, abandon, vécu de grande honte), ni de fracture affective irrémédiable dans leur vie. Lors de l'anamnèse, il apparaît qu'ils peuvent être issus d'un entourage ordinaire (c'est-à-dire non pathogène), si ce n'est qu'ils n'ont pas pu (pas su) l'apprécier, s'en nourrir et s'en construire, valider leur narcissisme et établir un sens à leur existence dans le monde réel. Après avoir imaginé en vain changer ce monde réel, après avoir tenté de le dimensionner à l'aune de leurs fantasmes identificatoires, ils abandonnent, ils s'abandonnent. On est ici devant un abandonnisme, comme dans la plupart des troubles borderline de la personnalité, mais c'est un auto-abandonnisme. Ils se sentent et se revendiquent abandonnés par eux-mêmes et ils s'abandonnent et se désinvestissent. Ils se désaiment avant d'avoir eu le temps de s'aimer ou d'éprouver le sentiment d'être aimé. On voit les liens à dénouer qui orientent la psychopathologie vers la constellation borderline avec la notion d'état-limite dans la mesure où la problématique centrale est du registre narcissique, mais sans la psychogenèse classique. Ces sujets explorent le registre du droit à l'existence qui devient rapidement, faute de sens, celui du devoir d'exister et des remèdes à cela : du faux-self au suicide. Ils se retrouvent confrontés à eux-mêmes. Ces sujets ne savent plus être dupes d'une existence finie, limitée dans le temps dont ils ont fait par avance le tour dans leur mégalomanie, une existence vaine par avance. Pour eux, la vraie vie est ailleurs, ou plutôt, « La vraie vie est absente [1] ». Ils ont dépassé trop vite, sans la goûter, l'ivresse de la page blanche, cet instant vivant et décisif de l'adolescence sereine, lorsque tout est encore possible. Leur positionnement morbide fait que si leur vie n'est pas parfaite, infinie en tout, elle ne vaut pas la peine d'être vécue, elle leur est inutile. On retrouve la soif d'absolu chère aux romantiques.

*Vignette clinique n°17 : Armelle*

Armelle, 34 ans, est une jeune femme, belle et fine, plongée dans la vie active, elle est anxio-déprimée chronique, mais elle ne s'est jamais fait traiter par principe, considérant que son mal-être permanent est, au fond, normal. Elle est issue d'une famille sans histoire, mais elle s'est toujours ressentie en difficulté pour communiquer : avec ses parents avec qui elle n'a rien à dire, avec son frère, qu'elle considère comme hyper-doué intellectuellement, donc supérieur à elle, avec ses camarades de classe. Elle a eu une adolescence solitaire, une jeunesse un peu gâchée, car elle s'est engagée trop vite, après le bac, dans la vie active mais à un niveau bien inférieur à ce que pourraient lui permettre ses possibilités, comme pour se mortifier de ne pas être à la hauteur de ses envies. Au bout d'un moment, elle a néanmoins choisi de se reconvertir dans un métier plus intellectuel, y est parvenue sans difficulté après avoir obtenu un master, mais elle ne se ressent jamais à la hauteur, comme si elle restait dans un syndrome de l'imposteur. Pour elle, rien que le fait que l'Amour ne puisse pas être infini / éternel démontre qu'il n'existe pas vraiment.

---

[1] A. Rimbaud : *Une saison en enfer*. 1873. Ed. À compte d'auteur.

Et qu'il ne sert à rien de le cultiver, ou de le chercher. Cela engendre un vécu d'insatisfaction permanente, une acédie anxieuse. Le fait que son amoureux ne soit pas en permanence à sa disposition entraîne qu'elle ressent qu'il n'est pas là et qu'il n'a jamais été là, et qu'il ne sera jamais là. On retrouve pour partie la question de l'abandonnisme comme non prise de conscience du For da freudien ?

Ce qui est en jeu dans la relation amoureuse se retrouve aussi à d'autres niveaux relationnels. Pour ces sujets, le fait qu'une amitié ne soit pas totale (et qu'est-ce qu'une amitié totale à l'âge adolescent, lorsque sont en jeu des processus identificatoires puissants, en même temps parfois qu'une attirance homosexuelle normale et structurante, mais niée) suffit à ce que les moments de plaisir partagés avec leurs amis ou leurs connaissances n'aient aucune valeur stimulante et comblante. A partir de ces postulats qui pourraient rester implicites mais qu'ils sont capables de verbaliser explicitement, ils rejettent par avance ce qui risquerait de les décevoir, ils se donc rapidement retrouvés seuls, vidés de sens, car vides par avance et remplis du vide de l'a-vie. A la fois, ils ne sont pas dupes de la viduité du monde, ce qui paraît logique à entrevoir après une longue expérience de la vie, mais pas trop tôt néanmoins, et à la fois ils ne peuvent pas, à l'instar de Mila cf. vignette clinique N° 16, se nourrir de ces petits riens qui colorent une existence. En ce sens, on pourrait dire que les sujets Schopenhauer ont perçu le dessin (ou le dessein), le *dasein*[1] *d*'une existence, mais qu'il leur manque les couleurs de la vie, et aussi, la perspective, donc la profondeur de champ.

Dans une perspective psychanalytique, on retrouve l'aphorisme lacanien : « Les non dupes errent ». Ne sachant pas être dupes de leur vide existentiel, les sujets Schopenhauer en sont réduits à trouver des artifices (alcool, drogue, fuite

[1] Cf. Heidegger M. : *L'être et le temps* (1927, annales de Philosophie et de Recherche phénoménologique, éditées par Husserl). Dasein est cet être particulier et paradoxal, à qui son propre être importe, qui est « dans le monde » car il est confronté à la possibilité constante de sa mort.

dans le travail, intellectualisation morbide des rapports humains) dont ils ne sont pas plus dupes. Leurs aménagements existentiels sont rendus fragiles et peu efficients, ils cèdent vite dès que réapparaît l'angoisse de vivre. On perçoit l'existence, chez les sujets Schopenhauer, d'un noyau mélancoliforme, non réprimé. Ce *taedium vitae* fait classiquement partie du cortège clinique de la mélancolie mais il est avant tout pour les sujets Schopenhauer une philosophie de la vie. Ils ne sont pas dans l'envie, ils sont transparents et leur vie en devient transparente à leurs yeux.

Ce noyau ou Endon au sens de Tellenbach[1] s'étaye sur des expériences précoces de vie, à la fois « normales » au sens de la psychogenèse (angoisse du 8° mois, position paranoïde dépressive de Mélanie Klein, renoncement œdipien et renoncement à la sexualité infantile) mais aussi morbides : noyau résiduel d'essence psychotique, mauvaise estime de soi à surmonter, nier ou compenser, ce qui peut produire différents symptômes. On retrouve ce qu'on peut appeler faute de mieux une composante de mégalomanie dans ce désir formel d'absolu. Mais ce n'est ni celle du paranoïaque certain de son bon droit, ni celle du maniaque exalté, caustique, incisif à force d'être hyperlucide, même si un mode de défense hypomane peut se retrouver chez les Schopenhauer, ce qui brouille les pistes. Ces sujets n'ont qu'un projet de vie, qu'un seul désir[2], être extraordinaires, ou rien, laisser une empreinte formidable, ou rien. « Tu connais la phrase de *Bismarck* : "La trace que nous laissons est celle de la poussière sur la roue du *chariot*" » écrit Yasmina Reza[3].

Et lorsque les choses vont trop bien, sont trop linéaires rien ne va, puisqu'ils sont dans l'ordinaire. Il s'agit aussitôt de casser cette routine déprimante, cette vie atone, trop bien

---

1 Tellenbach H. : *Mélancolie* 1979 (pour la trad. Française). PUF p.70 et suivantes.

2 Désir/souhait/ projet... Ce sont les mots qui reflètent de sens de la vie. Ils sont souvent absents du discours des Schopenhauer.

3 Reza Y. : *Dans la luge d'Arthur Schopenhauer*, Albin Michel, 2005.

huilée et synonyme de vide. Il leur est impossible « d'adhérer » au monde. Tout se passe comme si, insensibles au bonheur, ils ne savaient vibrer qu'au malheur. Cette vie de vide énigmatique, il s'agit d'en explorer les limites au prix de conduites ordaliques[1] dans tous les domaines : « c'est parce que je peux encore mettre en jeu ma vie que je sais que je suis vivant ». On voit ici des analogies avec le fonctionnement de certains bipolaires qui ne supportent pas leur période d'euthymie, cette « tragédie de la banalité » et se « font rechuter » en interrompant leur traitement ou en prenant des toxiques[2]. Cette analogie explique que le diagnostic de bipolarité soit parfois proposé devant des troubles des conduites relevant de la souffrance d'un Schopenhauer.

Si ces sujets sont surdoués intellectuellement, cela ne veut pas dire qu'ils ont réussi socialement, mais ce peut aussi être le cas, cf. la problématique de l'éducation et de l'orientation des enfants surdoués. Même si c'est le cas, leur réussite ne les comble pas longtemps. Elle est un leurre pour eux, elle est tout au plus un élément qui leur permettra d'être dupes un peu plus longtemps. Et lorsqu'ils s'effondreront, ce sera d'autant plus incompréhensible pour leurs proches : « Il avait toutes les cartes en main, il avait tout ». Ce sont des sujets dotés d'une très bonne capacité d'abstraction et d'une curiosité intellectuelle importante, ils connaissent le sens des mots et ils savent en tordre le sens pour en faire des armes contre eux, ils sont capables de produire des raisonnements logiques. Ils sont en recherche permanente de sens et ils veulent comprendre le monde, ce monde même pas laid, simplement trop fini et fade par essence qui les a questionnés un temps et qui les dérange maintenant de par son existence

---

[1] D. Le Breton : *Passion du risque.* Coll. Sciences humaines, Ed. Metaillé. 2000.

[2] La prise de toxique comme l'alcool, chez les bipolaires, comme chez les sujets borderline intervient à la fois quand tout va mal, avec un rôle anxiolytique, et quand tout va bien, pour tester les limites. L'addiction qui en résulte peut compliquer le tableau clinique.

même. Arthur Schopenhauer l'avait compris, prônant une Eudémonologie comme art du bonheur dans son essai « Aphorisme sur la sagesse dans la vie [1] ». Du bonheur pensé comme art de vivre à la recherche vaine et désespérée du bonheur comme stratégie de survie, c'est toute leur impasse existentielle.

Leur démarche curieuse est de l'ordre d'une pulsion épistémophilique qui se déploie dans l'urgence et l'absolu (il importe aussi, dans une vie, de savoir accepter ses lacunes), et s'ils sont attirés un temps par la philosophie, par l'histoire, le monde politique, les sciences sociales, ils ont rapidement « fait le tour » de la question de leur être-au-monde et de leurs confins, ils en ont compris les limites et perçu la vanité. On pourrait dire qu'ils ont acquis en partie la lucidité sombre sans nostalgie qu'un sujet âgé, voire un individu en fin de vie, pourrait espérer pour disposer au moment fatal d'une posture faite de renoncement sans regret, d'acceptation, de philosophie en somme. On n'est pas loin de certaines recherches de spiritualité. Sans doute à une autre époque, l'engagement dans la carrière religieuse pouvait devenir une issue socialement acceptable susceptible d'épancher leur soif d'absolu et de fournir un cadre compensateur, une utopie ou un lieu de vie.

Ce qui fait que l'on puisse mourir sereinement, devenu vieux (cf. le travail de renoncement des grands penseurs), ce qui fait que de grands penseurs puissent choisir le suicide en fin de vie, ou ce qui fait qu'on en arrive à choisir de mourir jeune et ressentir un ultime flash d'adrénaline, ils l'ont accompli à vingt ans. Après cela, comment survivre, pourquoi survivre ?[2] On touche aux questions essentielles, rattachées

---

[1] A. Schopenhauer (1851) : Aphorisme sur la sagesse dans la vie, essai inclus dans *Parerga et Paralipomena*, l'ouvrage qui enfin apporta au philosophe la reconnaissance du public.

[2] Ce positionnement est aussi pour partie un organisateur psychique au sens de Spitz et au sens des grands organisateurs que l'on retrouve dans psychogenèse : puberté, latence, Œdipe… Ce vécu de l'inanité de

traditionnellement à la névrose, mais qui renvoient ici à une névrose archaïque, on se heurte à des questions transcendées ou sublimées, mises en acte au fond par les petits riens de la vie qui sont la vie, mais qui apparaissent dérisoires et déprimants quand on est un sujet Schopenhauer : se dépasser, séduire, se reproduire, laisser une trace... Ou pas. Que va-t-il rester de nous, à l'échelle individuelle, de l'espèce, de la vie, c'est une interrogation cosmique, c'est une source de vertige que la plupart des gens ignorent, savent ignorer. Changer d'échelle suffit pour relativiser notre existence, donc notre essence. Que reste-t-il d'essentiel lorsque l'existence est vaine : « Je n'ai pas ma place dans le monde et le monde n'a pas besoin de moi », écrit Mila dans un mail. Cette question du renoncement suggéré par l'espérance d'un au-delà extraordinaire existe chez certains grands mystiques. Pas d'espoir de paradis, ni de peur de l'enfer puisque l'enfer existe déjà sur Terre, mais une désespérance, un anéantissement sans perspective du sens de la vie. Penser à ça à vingt ans, est-ce normal ?

Cette souffrance et ce questionnement induisent une distorsion de l'estime de soi qui les positionne dans la constellation borderline dans la mesure où resurgit la question du narcissisme et par la mise en place d'un faux-self défensif, inauthentique et fragile par définition, fait d'un cynisme hyperthymique dont ils ne sont pas dupes et qui exprime une faible estime de leur place dans le monde. Celle-ci ne se traduit pas par un vécu sensitif paranoïaque d'injustice ou de préjudice, ce qui serait protecteur mais par un désinvestissement d'eux-mêmes et un désengagement existentiel d'allure dépressive.

Les surdoués « ordinaires » relatent également souvent de grandes difficultés à appréhender leur vie intérieure, leurs

---

la vie serait un organisateur nécessaire à l'enclenchement d'une étape de la vie. Il doit être acquis au bon moment. Chez les Schopenhauer, il y a une hyperprécocité mortifère de son acquisition.

émotions par exemple, mais aussi le monde qui les entoure. Leur lucidité extraordinaire leur permet une perception hors-normes du monde, elle peut aussi les fragiliser. La difficulté d'être un adulte surdoué est de deux composantes : celle, essentielle, de la lente construction de soi, de l'affirmation progressive de sa personnalité, de l'image que l'on a de nous-mêmes (cf. le Soi grandiose de Kohut) et qui détermine notre rapport singulier au monde comme contexte, et surtout aux autres, mais aussi selon la composante en lien avec les particularités de fonctionnement des surdoués qui vont se développer à l'âge adulte. Rétrospectivement, ces singularités peuvent être retrouvées comme déjà présentes dans l'enfance, elles vont devenir des façons d'être-au-monde complexifiant l'équilibre de vie. Le difficile parcours affectif et relationnel de l'enfant surdoué qu'il a été façonne l'adulte qu'il est devenu. Certains de ces modes de fonctionnement se retrouvent dans d'autres profils de personnalité : cela va de la persévérance dans un intérêt ardu propre à certains autistes sévères au collectionnisme pointilleux et rigoureux de certains grands obsessionnels jusqu'à l'aptitude à reconfigurer le monde de certains tempéraments artistes. A l'âge adulte, il y a comme une redistribution des cartes et des processus d'investissement qui fait que, paradoxalement, un individu pourrait avoir beaucoup d'atouts en main et finalement comprendre et annoncer au monde ne pas aimer jouer à ce jeu, et renoncer à la partie, non pas pour jouer à un autre jeu mais simplement parce qu'il a envisagé de mourir. De plus, ce qui est spécifique au surdoué et se retrouvera chez le sujet Schopenhauer, c'est l'intensité de chacune de ces expressions de soi et de la souffrance qui peut y être associée.

Ces caractéristiques de personnalité, et d'autres, leur regroupement dans une constellation clinique particulière identifie ce groupe des Schopenhauer (avec toute la composante socio-culturelle qui en découle) comme distinct. On retrouve une lucidité étourdissante qui n'accorde aucun répit à l'interlocuteur, qui ne supporte aucune diversion.

Comment vivre avec cette lucidité qui jauge tout ce qui entoure, qui pointe le plus petit détail, qui dissèque l'autre au plus profond, et en permanence, qui met à nu le monde sous un scialytique puissant. Il est plus facile de vivre quand on ne repère pas les dysfonctionnements ambiants, quand on ignore le vertige de penser et le supplice de devoir réfléchir sans fin à des problèmes anodins qui submergent, quand on ne se sent pas atteint par une émotion a priori négligeable ! Les adultes surdoués et les adolescents Schopenhauer expliquent combien il est douloureux d'être envahi par cette perception grossie du monde, d'un monde malencontreux, perception qui ne permet jamais de « ne pas voir ». Leur lucidité exacerbe y compris un inutile qui refuse d'être inutilisable, elle est d'autant plus puissante qu'elle s'alimente à une double source :

- **une intelligence aiguisée** qui dissèque et analyse, trie et réorganise en permanence les afférences les plus minimes pour leur donner du sens, et malheureusement, le plus souvent, pour constater que tout cela n'a aucun sens,
- **une hyper-réceptivité émotionnelle** qui absorbe les plus infimes émotions ambiantes, les mets en lien et les retient.

Cette lucidité pénétrante ne laisse aucun répit, elle peut rapidement rendre le monde insécure, ce qui est un préalable à le ressentir comme vain, sinon hostile. Comment accepter d'en être, de ce monde comme oser faire confiance aux désirs plaqués de l'autre, pourquoi se laisser porter par la vie ? Cette lucidité crée un véritable trouble qui est de l'ordre du vertige existentiel et induit de la perte de conscience d'être parfois, ce qui peut déboucher sur des troubles psychiques perceptibles : désorganisation anxieuse de la pensée et même bouffée confuse. Ce vertige existentiel n'est pas anodin, il trouble et provoque de la souffrance, toujours, dans la mesure où il fragilise l'équilibre de vie d'un adolescent et *in fine* interroge le sens de la vie, ce qui débouche sur un questionnement de type

Schopenhauer où rien n'est accepté comme essentiel sans condition d'analyse. Ces sujets sont en quête d'une unique pensée, ou conception du monde capable de rendre compte du réel dans sa complexité, capable de donner du sens au réel. Cette faculté à disséquer inlassablement le monde met en exergue à la vie les fragilités et les limites des autres, mais aussi ses propres failles, et surtout le doute : sur lui, sur ce qu'il est. Être lucide sur le monde donne une grande lucidité sur soi et c'est souvent intolérable[1], ce qui est exprimé par des conduites ordaliques.

Ce positionnement ordalique est physiologique à l'adolescence, nous l'avons vu, et il est exacerbé chez les sujets Schopenhauer. Il s'étaye sur une immaturité affective avec recherche des limites qui aident à configurer les contours du soi grandiose et donc à construire le narcissisme. Il s'estompe avec la maturation affective et la possibilité de réinvestissements libidinaux narcissisant, socialement acceptable qui l'ancrent dans la réalité : mise en place d'une relation affective, cadre structurant d'un contexte d'études, valorisation par le travail. Un échec dans ces domaines peut contribuer à un effondrement de l'estime de soi, dont les signes cliniques d'appel sont connus, non spécifique des sujets surdoués ou même Schopenhauer : phobies sociales, état dépressif et ses risques, angoisse, vécu de préjudice. La distribution des symptômes est le reflet de la personnalité sous-jacente. Éducateurs et parents y sont sensibilisés. Dans ces cas, la prise en charge psychothérapique appelle de l'étayage, de la suppléance et surtout de la restauration narcissique (à la différence des Schopenhauer où il faut envisager de l'instauration narcissique). Ce positionnement ordalique se

---

[1] L'intolérable fait le lit d'attitudes compensatoires problématiques : Certains enfants précoces se présentent comme des sujets suffisants, ce qui favorise leur mise à l'écart par leurs condisciples mais ils sont en fait très vulnérables au sentiment d'abandon : Ni tout à fait pareils ni complètement différents... Étranges et fascinants, ils veulent être du monde et ne pas en être à la fois, car sinon, ils se renieraient.

retrouve dans la clinique adolescente : révolte, conduites à risque, etc. Chez les Schopenhauer, par définition, il est associé à une grande maturité affective qui passe par la connaissance exacte du fardeau de la vie et surtout du fardeau qu'est vouloir réussir sa vie, qui passe également par la prise en compte du mystère de la mort, qu'ils aient été ou pas confrontés à celle-ci durant leur existence réelle (mort d'un proche, accident) et qui entraîne le refus de jouer le jeu des engagements libidinaux attendus : « A quoi bon ? » Cette faillite de l'utilisation de l'énergie libidinale se retrouve dans le champ scolaire ce qui induit des pannes universitaires étonnantes pour les proches, mais aussi dans le champ affectif, ce qui induit des échecs relationnels tout autant surprenants et désastreux. Dans ce contexte, divers diagnostics peuvent être posés : dépressivité réactionnelle, état dépressif que l'on attribue trop facilement aux pertes subies (cf. supra) dans une relation de causalité inversée, à la psychose naissante. En sachant que poser trop tôt ces diagnostics va introduire un biais de prise en charge. Non, la problématique principale est le refus de vivre. Et on n'est pas non plus dans un positionnement mélancolique endogène biologique qui relèverait de traitements normo-thymiques[1]. Ce mal de vivre, ce mal à vivre se retrouve exactement décrit par Arthur Schopenhauer, pessimiste radical, solitaire et en souffrance, dont les écrits et les poèmes désespérés sont une leçon de vie au sens propre et font écho à l'impossibilité de vivre de certains sujets contemporains dans une période

[1] Les traitements : Les antidépresseurs marchent mal. Ils ne font qu'éroder le positionnement dépressif existentiel. On n'a pas de recul avec la sismothérapie, la rTMS ou les nouvelles thérapies physiques. Les normothymiques sont également peu efficaces. Là encore, on n'est pas dans une bipolarité biologique ou une unipolarité sensible à ces molécules. Les anxiolytiques sont ponctuellement efficaces, au prix d'addictions rapides, benzodiazépines, cannabis ou alcool. On est donc réduit à imaginer le traitement d'une angoisse existentielle au sens propre ce qui est de l'ordre d'une Philosophie thérapeutique. Sans se priver des traitements symptomatiques bien sûr.

(début du XXI°) qui présente bien des analogies avec le monde fini du romantisme. Monde fini du début du XIX° siècle car les envolées lyriques et les espérances nées de la révolution et du siècle des Lumières s'étaient retrouvées trahies, La Restauration, approchait, monde fini car la révolution industrielle à venir donnait alors un sens étroitement matérialiste au monde avec l'illusion du progrès linéaire. Tout était joué, tout était fait, comment se mesurer aux aînés. Au début du XXIème siècle, c'est un peu pareil, le monde est circonscrit, les jeunes ont envahi la planète, il n'y a plus de frontière au sens du rêve américain (cf. borderline), la crise est généralisée, mondialisée, aussi bien du point de vue économique que du point de vue moral. L'intelligence se retrouve bien seule, et dérisoire[1]. Le romantisme n'est plus de mise. Pas même moyen de transcender ce mal-être en création, puisque la création elle-même n'est plus le principal, le principal, c'est l'argent immédiat et le pouvoir qu'il procure. Dès lors qu'on refuse cette règle du jeu, le vide est sidéral. La sensation du manque (de la perte) peut être motrice, on parle de « travail de deuil » mais que dire de la sensation du vide, du non-sens et de l'absurde. Le désir n'est ni pensable, ni palpable, ce qui fait lien avec la biologie des passions et celle du désir par référence aux circuits de récompense dopaminergiques ? La saveur de la vie n'est plus perçue.

Cette saveur pourrait se vivre dans ses déclinaisons intellectuelles (la pulsion épistémophilique), artistiques (la pulsion créatrice), physiques (les divers modes de production accrue des endorphines, du sexe au sport extrême), extatiques parfois, avec la dimension du renoncement pour quelques choses. La thérapie, on le sait, ne peut être que téléologique, et réciproque. Appliquée à ces sujets hors-normes elle redevient un acte philosophique, ce qu'elle n'aurait jamais dû cesser

[1] « Vouloir vivre, c'est aussi être sûr de vivre, et tant que la volonté de vivre nous anime, nous n'avons pas à nous inquiéter pour notre existence, même à l'heure de la mort ». A. Schopenhauer : *Le Monde comme volonté et comme représentation*, 1818 [livre 3e, § 38, trad. A. Burdeau, PUF, p. 252]

d'être d'ailleurs. Une philosophie en action, un entrecroisement de questionnements, de mise en abyme de nos questionnements. Une fraction d'humanisme. Comme partout, l'intérêt du voyage n'est pas le but, le but nous le connaissons que trop, l'intérêt, c'est le voyage, ses méandres. Débusquer de la vie, réactiver des sources chaudes ou brûlantes qui étaient endormies, créer sans vergogne. Voici une redéfinition du travail thérapeutique.

# Partie IV

# Proposition de pistes thérapeutiques

## Chapitre XII : Que deviennent les Schopenhauer ?

L'évolution spontanée du tableau clinique, au-delà des singularités du destin de chacun, reste à déterminer, maintenant que le syndrome est identifié.

- Une partie d'entre eux se suicide, ce qui clôture l'évolution, cf. vignette clinique N°15, Élodie. Cela montre qu'il faut les prendre en charge précocement et activement car comme ils sont intelligents, lucides et affûtés quant aux rapports interpersonnels, ils ne tolèrent aucune approximation thérapeutique et surtout aucune inauthenticité dans le positionnement de leur interlocuteur. Le drame du suicide d'un jeune est l'occasion douloureuse pour les familles, et pour les soignants, d'une « autopsie psychologique », d'une tentative de poser un diagnostic rétrospectif, ce qui est toujours aléatoire. C'est aussi la nécessité d'un ultime effort de compréhension de la problématique, la possibilité de donner enfin du sens à ce chaos apparent des pulsions et des affects et à cette injustice que constitue la mort d'un jeune plein de promesses. Le fait de poser le diagnostic peur être apaisant, à sa façon, en tout cas peut aider les proches à se libérer d'une partie du poids de la culpabilité accentuée par l'incompréhension.

*Vignette clinique n° 18 : Michael*

Michael, jeune homme de 23 ans, sans histoire, issu d'une famille aisée travaillant en milieu hospitalier, a toujours été un élève brillant. Il est en cours d'études en grande école de commerce, il réussit bien. Il a une jeune sœur. Notion d'une bonne entente avec elle. Pas d'antécédent psychiatrique connu, pas d'addiction, pas de trouble du comportement. Un soir, à l'issue du repas familial qu'il avait tenu à préparer lui-même pour la famille, comme un ultime cadeau, et qui s'était déroulé sans problème particulier, il monte dans sa chambre située au troisième étage. Quelques minutes plus tard, sa mère l'appelle, il ne répond pas. Alors qu'elle monte dans sa chambre pour le voir et savoir pourquoi il ne répond pas, on sonne à la porte de la maison, qui donnait sur la rue. On vient les avertir qu'un jeune homme vient de se précipiter sur le trottoir, depuis le balcon de sa chambre. Il est mort sur le coup.

En fouillant dans ses affaires, à la recherche d'une explication, ses parents sont tombés sur des écrits, des poèmes adolescents pleins de sensibilité et d'intelligence, mais aussi sur des textes évoquant son questionnement philosophique, son attirance depuis quelque temps pour le balcon de sa chambre, comme issue à ses angoisses existentielles, sa fascination pour la mort comme alternative à une vie dénuée de sens pour lui en dépit d'un parcours plutôt bon selon les canons de la réussite. Rétrospectivement, sa mère et sa sœur, en souffrance réactionnelle et en démarche d'élucidation, ont pu évoquer, entre autres, son intelligence aiguë, ses questionnements récurrents sur le sens de la vie et l'impasse existentielle que pouvait être pour lui une vie vécue comme tracée, trop normale et balisée. Le diagnostic rétrospectif de syndrome de Schopenhauer a trouvé écho et a éclairé son comportement aux yeux de ses proches, ce qui a attribué un sens moins culpabilisant et moins incompréhensible à son passage à l'acte. De même, préventivement, sa sœur, elle aussi cultivée et très intelligente, et en questionnement existentiel y compris avant la mort de son frère, sans antécédent psychiatrique a pu mener une démarche d'essence philosophique et thérapeutique l'aidant à construire sa vie sur ses bases personnelles, sur ses envies, et non pas en miroir morbide à l'acte de son frère, ce qui était un risque.

Il y avait sans doute d'autres déterminants intimes à cette tragique mise en acte d'une souffrance de jeune, mais la piste Schopenhauer a pu lui donner du sens, et c'est sans doute ce qui est le plus difficile à trouver face à de tels actes.

Une partie des jeunes Schopenhauer se positionne simplement dans un fonctionnement qui peut s'apparenter à un « suicide social », en tout cas, à une conduite d'échec avec comportements à risque : toxicomanie, alcoolisme, désocialisation progressive (ou plutôt asocialisation). Ils disparaissent des écrans-radars du dispositif soignant, ou bien n'y apparaissent même pas s'ils n'ont pas été repérés au début des troubles. Ils se fondent dans un anonymat protecteur et ils sont parfois en rupture socio-familiale ce qui est cohérent avec leur refus de vivre, ils vivent leur existence au jour le jour. Le tableau clinique est alors peu différent de ce qui se retrouve dans l'évolution des sujets borderline ce qui les replace dans la constellation borderline. Lorsqu'ils réintègrent le système de soin, à l'occasion d'un trouble repérable comme d'origine psycho-comportementale, la symptomatologie est alors potentiellement déjà déficitaire, comme rabotée, ils sont devenus des alcooliques, ou des toxicomanes « banaux », ils sont rentrés dans le rang, ce qui est un peu le but recherché[1], mais vaut-il mieux être intégré dans la catégorie des alcooliques ou des marginaux que ne pas exister ?

A ce moment, leur prise en charge, symptomatique, est difficilement orientable sur la problématique philosophique de fond. De plus, ils sont peu enclins à s'engager dans une démarche psychothérapique et s'ils ne l'ont pas fait avant alors que le système familial encore présent les y poussait, ils le

[1] Notre société fait un grand usage de deux types de molécules, les sédatifs (tranquillisants, neuroleptiques) et les psychostimulants. Les sédatifs sont prescrits *larga manu* aux masses, ils ont un effet normatif ; les psychostimulants (cocaïne, amphétamine) sont auto-prescrits et consommés par l'élite ou les rebelles.

seront, à ce moment, moins encore. Pourtant, il peut être dynamisant, en dépit des déficits socio-relationnels, de soulever l'hypothèse Schopenhauer, ce qui peut les renvoyer à un diagnostic psychodynamique, et pas seulement à un échec qu'ils ressentent douloureusement puisqu'ils sont lucides, et ce qui peut, la maturité aidant, leur permettre d'avancer, de s'ancrer dans une démarche de changement.

*Vignette clinique n°19 : Florent.*

Florent était un jeune homme dans la trentaine débutante lorsque nous le rencontrons pour la première fois, plus tout à fait un adolescent donc, mais il en avait encore tous les attributs, tel un *adulescent* typique. Issu d'un milieu intellectuel et bourgeois, avec une mère à la fois froide et anxieuse, très intelligent et cultivé, il s'est précocement engagé dans la politique mais à travers une vision du monde biaisée, à la fois libertaire et cynique, il a passé plusieurs années dans des mouvements underground, anarchistes, puis gauchistes, puis d'idéologie proche du néonazisme. Il est facilement passé d'un positionnement à l'autre car ce qui l'intéresse c'est la révolte. Sa révolte l'anime, et sans elle, sans doute aurait-il pu se suicider précocement. Il est un très bon dessinateur et un artiste, il vit petitement, de petites piges, il se retrouve complètement dans les cyberattaques de type Anonymous. C'est ça qui le fait vibrer encore. Il n'a jamais été violent, sauf avec lui-même et il se détruit consciencieusement par un cannabisme qui ne suffit pas à le démotiver et par un alcoolisme qu'il revendique comme festif, mais qui est aussi de plus en plus souvent massif et solitaire, un équivalent autodestructeur par son intensité et son systématisme, et dont il commence à porter les stigmates. Son faciès est gonflé, déjà rougeaud. Lorsqu'il parle de lui, il peut évoquer cette absence de projet de vie. Tout le travail pré-thérapeutique a consisté à lui permettre d'élaborer sa téléologie, donc de s'élaborer lui-même en tant que sujet désirant. Mais il a rompu sa prise en charge au bout de quelque temps. Il nous a recontactés près de dix ans plus tard, avec une demande d'Allocation aux adultes Handicapés. Quadragénaire, il n'était plus adolescent, il était devenu un alcoolique chronique, sans projet, sans envie. Il avait réussi à se détruire socialement et intellectuellement sans cesser de souffrir.

Après la quarantaine, tout semble joué. Il y a alors plus de vingt ans d'évolution spontanée de leur souffrance et ce qui était une dérive comportementale est devenu un destin, voire une identité palliative, presque un faux-self protecteur. Il est difficile d'admettre s'être fourvoyé durant la moitié de sa vie et cela se traduit au niveau thérapeutique. Vers la quarantaine, alors qu'ils se retrouvent déjà marqués socialement, physiquement et cognitivement par l'addiction, beaucoup de toxicomanes arrivent à l'heure du choix : continuer comme ça, jusqu'au bout, ou changer. La psychothérapie est une relation d'aide au changement, mais c'est aussi, dans ce cas, une relation d'aide au deuil. Changer, c'est aussi admettre des pertes, sinon admettre de perdre. Comment faire le deuil des années envolées et gaspillées dans ce cas ? Là encore, l'écueil du suicide impulsif ou de ses équivalents insidieux ou pseudo-accidentels est à prendre en considération. Il peut être tentant, devenu lucide sur la noirceur de sa destinée (et toujours désespéré), de vouloir en finir *sui juris* (maître de sa vie). A mi-vie, les tentatives de suicide fatales sont fréquentes chez les toxicomanes et alcooliques : surdosage volontaire ou pas, demande d'un sevrage suivi, dès la sortie, d'un surdosage final, comme une apothéose, d'autant plus facile que le sevrage avait permis de retrouver la possibilité d'un flash opiacé. Il est souvent difficile de faire la part entre l'accidentel et le suicide lorsqu'on retrouve mort un sujet, vieux routier de l'addiction. Ces sujets partent avec leur mystère.

Plus rares sont les sujets ayant su explorer la piste de la sur-adaptation sociale. On les retrouve en psychiatrie carcérale avec l'étiquette de délinquant (en col blanc). On pourrait dire que lucidement, avec cynisme (ce qui est un positionnement philosophique), ils ont fait le choix de devenir escrocs. Ils réussissent longtemps, car ils sont intelligents, ils se font prendre parfois, et de toute façon, on ne connaît que ceux qui se sont fait prendre, avec ou sans dimension de recherche de limite ou de conduite à risque. On peut aussi estimer qu'ils ont pour partie, réussi leur suicide social et qu'ils survivent physiquement pour en jouir, dans une dimension masochiste de rédemption impossible. Considérés comme normopathes, donc orientés vers des sanctions pénales, ils demeurent inaperçus, ils (sur)vivent dans l'ombre du milieu carcéral, régnant dérisoirement sur le territoire de leur cellule et sur leurs codétenus. Ils ont restreint leur monde et leurs ambitions à une vie carcérale qui à la fois les contient et les exclut du monde ordinaire. Ils ont appris à restreindre leurs ambitions et ils apparaissent paradoxalement comme structurés par cet appauvrissement. Compte tenu du contexte pénal et des souffrances que celui-ci induit, il est parfois, mais difficilement, possible de faire émerger une demande d'aide, ou de changement, chez ces sujets qualifiés au mieux de pervers ou de psychopathe en col blanc. Mais c'est parfois possible. Cette dimension de la conduite antisociale est à prendre en considération dans une dimension expertale. Non pour les exonérer de peine, mais pour les aider à saisir cette ultime occasion de changer.

## Chapitre XIII : l'utilisation des psychothérapies

Une thérapie n'est au fond qu'une relation d'aide au changement. Et dès qu'on parle de changement, on doit penser conservation. La question n'est pas de savoir ce qu'il faut changer, en soi, et dans le contexte aussi, c'est de déterminer ce qu'il convient de garder de soi, et faire fructifier. La démarche n'est plus alors une déconstruction/destruction de l'*être que j'étais auparavant* mais un processus de mise en exergue du meilleur de soi-même, c'est une démarche de narcissisation avant tout. S'il s'agit de renier ce qu'on a été, il s'agit alors de détailler longuement, au fil des séances, sa part sombre, ses erreurs, ses errements en une litanie qui peut s'avérer auto-flagellante et réveiller des soubresauts émotionnels incontrôlables. Si l'on tient compte de la notion d'identification narrative (« je suis ce que je dis être »), revenir et retenir ses errements sera une impasse. Ce qui ne veut pas dire qu'un temps ne puisse pas être consacré à un état des lieux sans concession. Mais ce temps doit être balisé. Le sujet doit être préparé à l'affronter, c'est à dire suffisamment narcissisé pour ne plus en erre affecté, et savoir qu'il est autre déjà. La plupart des thérapies de la psychanalyse aux Thérapies Cognitivo-Comportementales, abordent la question du changement et se veulent savoir donner au sujet des outils pour changer. Nos jeunes patients Schopenhauer ont très souvent fait l'expérience préalable de diverses thérapies qui furent autant de déceptions, pour eux ou pour leur entourage. Le patient sera peu enclin à répéter ce qui l'a fait souffrir ou au mieux a été inefficient. Pour user d'un vocabulaire analytique, il importe donc avant tout de travailler le transfert, c'est-à-dire cette alchimie relationnelle qui fait que le sujet, un temps, va être suffisamment en confiance, va pouvoir se montrer authentique, se livrer. Ou bien, il importe de ne pas prononcer le mot de thérapie. Cette phase de non-thérapie peut être théorisée sous forme d'un paradoxe. On doit lutter contre les défenses que mettra en action tout sujet (ou tout système familial lorsqu'on se situe à un niveau interrelationnel familial) normalement constitué si on lui parle changement. Et pour cela, énoncer seulement que cinq séances préalables seront nécessaires pour simplement savoir s'il y a indication de thérapie, voire indication thérapeutique (médicament) est de nature à abaisser le niveau de défense. « Je ne suis pas en thérapie, je ne suis pas en train de changer, on ne veut pas me changer, je peux me lâcher. » Ce cadre a d'autres effets bénéfiques : il donne du temps, c'est-à-dire qu'il permet au sujet de se projeter positivement jusqu'à quelques jours ou quelques semaines, ce qui est appréciable si le sujet est figé dans un mal-être dont il ne peut sortir qu'à travers des idéations suicidaires, avec ou sans scénario. Il permet aussi de voir le sujet évoluer sans traitement psychotrope, c'est-à-dire en étant davantage lui-même. Et cela réserve des surprises quant aux possibilités d'un individu à trouver des solutions à ses problèmes plutôt qu'à donner sens aux solutions morbides qu'il aura trouvées : de la mise en panne scolaire à la tentative de suicide.

Concernant les sujets Schopenhauer, septiques par nature, le projet d'une thérapie œdipienne, c'est à dire explorant prioritairement les questionnements traditionnels issus du champ de la psychanalyse (sexualité infantile, nature du conflit œdipien, structure de la personnalité) sera peu efficace. Pourquoi se poser des questions sur sa résolution d'Œdipe ou sur ses modes de défenses si l'on ne sait même pas si l'on mérite de vivre ? La question prééminente sera le sens de l'existence, le passage de la survie à la vie avec comme corollaire le renoncement à la vie comme tragédie du vouloir, la mise en place de stratégies de survie et *in fine*, la détermination par le sujet du sens de SA vie en lien avec le sens de LA vie, quête d'une authenticité non génératrice de souffrance, questions sur les limites de l'existence, questions philosophiques (esthétiques, métaphysique, éthiques) non exhaustives en fait. Ces quelques phrases résument le contenu et les promesses d'une démarche qui peut être longue, douloureuse, et qui va mobiliser comme carburant une grande quantité d'énergie vitale, à puiser dans le réservoir narcissique du sujet, à sans cesse préserver.

La thérapie est simultanément, dans sa dimension péri-œdipienne, une archéologie des passions et une téléologie comme arrangement prospectif qui provoque la question du sens de la vie, de sa vie. Elle est constitutive d'un projet d'existence. Dès lors, le processus thérapeutique doit prendre en compte le Télos, le devenir conscient comme inconscient. C'est l'espace de la destinée. Quel est notre destin ? Comment le prendre en marche s'il existe, comment l'invoquer s'il est dans les limbes[1].

## Chapitre XIV : Pourquoi envisager une thérapie narcissisante ?

Le désir de vivre est analogue au désir de créer, et tout autant énigmatique. On ne peut le réduire à un processus simple qui serait sous-tendu par les bénéfices secondaires de l'existence (érotisme, gastronomie, contemplation) comme le processus créatif serait stimulé et entretenu par la quête matérialiste de la gloire ou de l'admiration par ses pairs. Le désir de vivre, au-delà de l'instinct de survie, renvoie aux questions essentielles de la philosophie, celle de la volonté, et de la volonté de vivre comme aléa du narcissisme[2].

Le processus de stimulation du narcissisme est au cœur du projet thérapeutique, comme pour tous les sujets borderline, mais il doit être adapté. Concernant les sujets Schopenhauer, la question de la psychogenèse se pose. Existe-t-il une psychogenèse spécifique aux sujets Schopenhauer ? On ne

---

1 S'affranchir de sa destinée est difficile, en ce sens les thérapies à médiation créatrice peuvent fournir des armes. Se retrouver devant la page blanche, et la vaincre pour en tirer une œuvre reconnue, est une expérience fondatrice du narcissisme de l'enfant (cela englobe le premier dessin donné à ses parents qui provoque des félicitations à la première signature, répétée inlassablement, reportée partout dès que l'écriture est acquise, comme griffe autoproclamée) puis de l'adulte en souffrance psychique à reconstruire.

2 Dans « Suppléments au Monde comme volonté et comme représentation », chap. XXVIII, Schopenhauer décrit une plage exotique couverte d'ossements de tortues géantes dévorées par des chiens sauvages et d'ossements de ces chiens dévorés par des tigres, depuis des années, sans fin et sans justification. Il en conclut : « Pour quelle faute doivent-elles endurer un tel supplice ? Pourquoi ces scènes d'épouvante ? A cela, il n'y a qu'une seule réponse : ainsi s'objective le vouloir-vivre. »

retrouve pas chez eux les traumatismes désorganisateurs précoces, on ne retrouve pas de psycho-traumatisme complexe, au sens du DSM V. Ces sujets sont le plus souvent issus de familles qui se caractérisent par leur normalité, par leur terrible banalité même. Pas d'abus sexuel, pas de violence parentale, des parents qui restent unis malgré tout. On en vient à regretter la clarté de certaines trajectoires vitales de sujets abandonniques qui livrent un matériel riche et concordant, ce qui peut être le support immédiat au travail thérapeutique sur l'identification narrative. Là, rien qui puisse permettre au sujet de s'identifier comme victime, tout est normal, et pourtant ! Il faudrait faire une analyse statistique du contexte socio-familial des Sujets Schopenhauer ? Cela sera possible lorsque la spécificité du syndrome sera reconnue, et il sera alors envisageable de retrouver des différences sur de larges panels.

La question est celle de l'édification du narcissisme comme processus et son corollaire celle de savoir ce qui a pu perturber cette édification. L'édification du narcissisme ne va pas de soi. Le réservoir narcissique n'est pas constitué de manière innée, à moins de considérer que l'instinct de survie, des animaux comme celui des bébés en soit une expression. On ne voit pas d'animaux[1] ni de bébé se suicider, s'arrêter volontairement de respirer. Cette aptitude (volonté) naturelle à survivre est comme le prototype de la dynamique narcissique qui se constitue ultérieurement dans la sphère culturelle, dans la dyade primordiale mère-enfant qui est une micro société en interaction. Cette dyade en développement est précocement

---

[1] Le mythe du suicide les lemmings est tombé mais on sait maintenant que certains parasites arrivent à prendre le contrôle neuro-cérébral de leurs hôtes et les poussent à s'engager dans des comportements qui leur sont parfois mortels (par exemple certains vers nématomorphes et des insectes), mais à leur profit. A contrario, les modèles actuels induits par les biosciences concernant certaines hypothèses étiopathogéniques de la schizophrénie, comme celles considérant le biotope gastro-intestinal comme pouvant avoir un effet significatif sur le comportement humain, repositionnent les modèles de compréhension du psychisme.

mise à l'épreuve dans le cas d'autisme infantile sévère, organique, à tel point que les premiers psychiatres qui ont eu à l'explorer ont pu poser l'hypothèse de la « mauvaise mère », insuffisamment bonne pour répondre aux attentes du nourrisson, ce qui a pu, par la suite permettre l'émergence de toute une littérature psychologique[1] sur la « mère suffisamment bonne » pour répondre aux besoins.

Dans cette perspective, l'origine du « faux-self », un concept très utilisé dans l'abord du fonctionnement psychique des sujets borderline, fait référence à une période où le bébé ne différencie pas encore « moi » et « non-moi ». Il est la plupart du temps « non intégré », et lorsqu'il l'est, il ne l'est pas complètement. L'aptitude de la mère à jouer son rôle, avec ou sans dimension pathologique chez elle, favorisera l'établissement d'un self dense et efficient ou, au contraire, d'un faux-self. Le nourrisson sera, normalement, spontanément en interaction avec sa mère ou avec toute personne en fonction, hormis les cas de handicaps sensori-moteurs graves ou d'autisme organique sévère, encore une fois. Et si la mère répond « correctement » à cette expression normale de l'omnipotence du nourrisson, elle lui confère une signification relationnelle, elle la valide et cela participe à l'établissement du Moi. Ainsi, selon le modèle de Winnicott, elle permet à son bébé de faire l'expérience de l'illusion, de l'omnipotence, ce qui est une étape nécessaire à l'élaboration du narcissisme. Cette expérience de l'illusion exige une adaptation active de la mère, elle constitue le préalable à l'expérience des phénomènes transitionnels, d'où s'origine la créativité interrelationnelle. Cependant, et c'est là où émerge la possibilité d'un système de pensée faussé et potentiellement culpabilisateur de la mère, si la mère se montre incapable de répondre de façon adaptée à cette manifestation, quelles qu'en soient les causes, elle va soumettre son bébé à sa propre expérience de

[1] Donald D. Winnicott : *La mère suffisamment bonne*, Payot, coll. « Petite Bibliothèque Payot », 2006

difficulté. Et si cette expérience malheureuse se trouve répétée, cela participe potentiellement à l'émergence puis à la pérennisation d'une structuration lacunaire du Moi, donc d'un faux-self palliatif. Il est intéressant de percevoir ici que l'illusion comme expérience et expérimentation est nécessaire à l'établissement ultérieur d'un fonctionnement authentique, ce qui retrouve la notion du jeu, normal et structurant chez l'enfant, et de la créativité comme facteur de restructuration narcissique. Que la médiation créatrice par l'art-thérapie par exemple puisse contribuer à dégeler ce dyspositionnement relationnel précoce du sujet est donc logique.

La notion de self renvoie au Soi, et à sa différentiation du Moi, en tant que concept. Si le Moi entre en interaction avec les autres instances dans les conflits de type œdipien, le Soi est à l'œuvre dans tout ce qui a trait au narcissisme. Kohut[1] attribue au narcissisme une fonction importante tout au long de la vie. En s'appuyant sur la distinction entre Moi et Soi proposée par Hartmann, il assimile les troubles narcissiques à des troubles du Soi. Le Soi étant à comprendre comme émergeant de l'investissement narcissique du Moi, étant alors une structure résultante de l'investissement du Moi et non pas une instance psychique tels le moi, le ça ou le surmoi, en interactions conflictuelles œdipiennes. Pour Kohut, le Soi admet deux polarités, l'une associant le Soi grandiose et l'exhibitionnisme à travers le positionnement «*je suis parfait et tu m'admires*», l'autre, en lien avec la construction d'une imago parentale idéalisée selon le positionnement «*tu es parfait et je fais partie de toi*». Ces pôles fondent deux types d'investissements narcissiques qui coexistent avec des prégnances différentes selon les constitutions des sujets et leurs différents points de fixation traumatiques. Ils se déploient en parallèle des investissements objectaux œdipiens classiques décrits par la psychanalyse. Dès lors, toute relation d'objet peut être

[1] H. Kohut : *Le Soi : la psychanalyse des transferts narcissiques*, éd. Presses universitaires de France, coll. « Le fil rouge », 2004

décomposée selon Kohut en investissement objectal œdipien et investissement narcissique, ce dernier comprenant deux parties, investissement par le Soi grandiose exhibitionniste, et investissement de l'imago parentale idéalisée. Dans cette perspective, pour comprendre, et soigner les troubles narcissiques, il convient d'être attentif aux manifestations en rapport avec une souffrance relevant d'une mauvaise gestion du Soi grandiose exhibitionniste et de l'imago parentale idéalisée. Les manifestations du Soi grandiose exhibitionniste se révèlent dans le besoin d'être unique, dans la mégalomanie, dans l'attention solipsiste, dans le besoin d'être admiré, ce qui est à la source de bien des souffrances chez le sujet borderline en général, chez le sujet Schopenhauer en particulier. L'intégration normale du Soi grandiose dans le développement est l'un des objectifs de la thérapie, elle aboutit à la mise en place d'une estime de soi réaliste et mature. Mais on constate qu'il existe chez les sujets présentant des troubles narcissiques un contraste entre un Soi grandiose inconscient et un sentiment conscient d'infériorité (cf. infra le syndrome de l'imposteur) et de vide intérieur, ce qui implique une souffrance indicible toujours prête à affleurer.

*Vignette clinique n° 20 : Espérance.*

Espérance, 20 ans environ, une jeune femme originaire d'un pays anglophone du golfe de Guinée, a vécu plusieurs drames dans sa vie. Massacre de sa famille au cours de la guerre civile qui ensanglante son pays depuis des années, viol, exil forcé en camion vers un autre pays, viols à nouveau. Elle a échoué dans un orphelinat du Bénin. Cliniquement, elle présente un syndrome post-traumatique typique, qui la déconnecte par moment de la réalité. Tombée enceinte d'un employé de l'orphelinat, elle a donné naissance à un beau bébé, tout à fait normal. Mais elle n'arrive pas à s'en occuper. Elle le néglige, l'abandonne brutalement et le néglige parfois, elle ne répond pas à ses besoins primordiaux et ce sont les employées de l'orphelinat qui sont obligées de s'occuper des besoins essentiels du bébé. Celui-ci a tout, du point de vue de ses besoins alimentaires, mais il n'est pas sollicité harmonieusement par sa mère. Peu à peu apparaissent des signes d'hospitalisme au sens de ce qui a été décrit par les premiers pédopsychiatres : une hypotonie, un regard vide, un retard d'acquisition. Conformément aux usages en Afrique, le bébé est alors confié à une femme de la famille du père. Très rapidement, selon les informations fournies par cette famille, il a commencé à sourire, à s'animer.

La dyade est donc un petit miracle permanent, et fragile. Elle est mise à l'épreuve également en situation de carence relationnelle majeure (abandonnisme, hospitalisme[1]...) Les symptômes les plus bruyants se ressemblent d'ailleurs : les balancements stéréotypés se retrouvent aussi bien chez de jeunes autistes que chez des enfants carencés placés en institution[2], ce qui avait interpellé Bowlby, et chez des sujets

---

[1] La théorie de l'attachement a été développée à Tavistock Clinic par John Bowlby comme un champ de la psychologie et de l'établissement de relations structurantes entre êtres humains. L'idée est qu'un jeune enfant dans la période critique des six mois-deux ans doit bénéficier d'une relation d'attachement avec au moins une personne attentionnée et bienveillante, c'est-à-dire prenant soin de lui de façon cohérente et continue pour vivre par la suite un développement social et émotionnel normal. A partir de cette expérience primordiale vont se dessiner des *figures d'attachement, familières* comme *base de sécurité* à partir de laquelle ils vont explorer le monde, et vers qui ils savent qu'ils peuvent retourner. Cela se retrouve, avec des variantes, dans certaines approches thérapeutiques récentes comme l'EMDR, utilisé dans les syndromes de stress post-traumatique.
Se reporter à :
- *Bowlby J : Attachement et perte*, vol 1, "L'attachement", Paris, PUF, 2002.
- *Bowlby J. : Attachement et perte*, vol 2, "La séparation, angoisse et colère", Paris, PUF, 2007.
- *Bowlby J. : Attachement et perte*, vol 3, "La perte, tristesse et dépression", Paris, PUF, 2002.

[2] Lorsqu'en 1990, la Roumanie s'est ouverte à l'occident, après la chute du dictateur Ceausescu, le monde a découvert ses orphelinats et des milliers d'enfants régressés, victimes d'un hospitalisme déjà caricatural pour l'époque.

adultes en situation de grande détresse aussi. Les fonctionnements régressifs qui sont souvent perçus comme pathognomoniques des troubles du spectre autistique relèvent donc d'un simple mode unique d'expression de souffrances psycho-relationnelles plurielles dans leur étiologie.

Tout ceci montre que le narcissisme n'est pas inné et inéluctable, qu'il se construit, et se défend durant toute la vie. En ce sens, le narcissisme est un combat. Les facteurs de dénarcissisation sont légions, cumulatifs et lourds, les facteurs de renarcissisation sont nombreux également mais ils sont à dénicher, comme autant de pépites cachées au fond de soi, ils sont à cultiver et à préserver. L'établissement d'une bonne balance narcissique en dépend. De cette balance narcissique primordiale (ce qui peut aussi ouvrir sur la notion de réservoir narcissique) dépendra la qualité ultérieure de la gestion de son narcissisme par l'individu ainsi propulsé au statut de sujet, dépendra également son appétit de vie, son aptitude à vivre. Ainsi, on peut, dans une première approche, imaginer deux modèles du narcissisme :

- l'un le tenant pour naturellement acquis, presque inné sauf facteurs pathologiques précoces (et dans ce cas, usant de la métaphore géologique, le pathologique rendrait compte de son ravivement par des agressions survenant durant l'histoire du sujet, laissant potentiellement apparaître ici et là des buttes témoins),

- l'autre le tenant pour « à construire » (et dans ce cas le fait pathologique trouverait origine dans la non érection de pics de narcissisme) ce qui laisse imaginer des facteurs susceptibles d'entraver sa construction.

- la vérité tient sans doute des deux modèles et en tout cas, le narcissisme, ce qui donne sens à la vie et ce qui découle aussi de l'acquisition d'un sens à sa vie, est à considérer comme un élément fondamental dans la dynamique humaine. Dès lors, métaphoriquement, les deux mots, les deux idées, narcissisme et sens de la vie apparaissent comme deux états, non contradictoires, d'une même énergie vitale, un peu comme le modèle de l'onde et celui du corpuscule rendent compte de la notion de lumière, en physique.

## Chapitre XV : Thérapies de groupe

Les thérapies de groupes sont très utilisées pour favoriser l'évolution psychique des sujets borderline, quelque soient les aménagements en cause. Elles font appel à la dimension du narcissisme. La prise en charge des sujets Schopenhauer pourrait s'appuyer sur cette dynamique si on pouvait constituer des groupes Schopenhauer, ce qui est loin d'être le cas actuellement.

Alors que les avancées issues de la psychothérapie institutionnelle, en France et en Europe, avaient institué des modes thérapeutiques s'appuyant sur des groupes de patients, la dynamique s'est peu à peu tarie en psychiatrie en raison de la démotivation et du désintérêt croissant des soignants pour ce type de soin qui nécessite une bonne assise théorique, une formation soutenue et continue des intervenants, et surtout qui est très consommateur de temps de soignant, ce qui manque le plus maintenant à l'hôpital. Peu à peu, la dynamique groupale du soin s'est appauvrie et ne perdurent que des îlots, concernant la plupart du temps comme cibles des types de patients qui sont en réalité des sujets porteurs d'aménagements cliniques d'une personnalité borderline, et ce n'est pas un hasard. On connaît surtout actuellement les groupes de toxicomanes, les groupes d'anorexiques, de boulimiques, d'alcoolique tels que deux introduits par les *Alcooliques Anonymes*, mais il y a aussi des groupes de femmes victimes d'abus sexuels, des groupes de parents de malades psychiatriques, des groupes d'entraide mutuelle d'usagers en santé mentale qui reposent sur le principe de « pair-aidance ». Ce qui est important, c'est la dynamique communautaire, le fait que chacun puisse à son tour être aidant et aidé, le fait que les échanges puissent être horizontaux.

Il y a des groupes plus ou moins spécialisés, des groupes dédiés, différenciés, à visée thérapeutique, qui font écho à des regroupements initialement formalisés à visée non thérapeutique, véritables groupes de pression établis pour défendre les intérêts d'une minorité se vivant à tort ou à raison comme victime d'injustice sociale en raison de la façon dont ils sont traités par les pouvoirs publics : groupe de patients fibromyalgiques il y a quelques années lorsque la fibromyalgie était considérée comme un avatar de l'hystérie, groupes de parents d'enfant autiste voulant changer le regard de la société sur leurs difficultés de parents, groupes minoritaires sexuels ou identitaires de genre[1], etc. On peut légitimement s'interroger sur ce qui « soigne » dans un groupe : la dynamique de groupe, la présence d'un alter ego sur qui projeter, en miroir, son indicible, les limites flottantes du groupe, une médiation formalisée ou informelle, la reformulation par autrui de ce que l'on dit... Un peu tout sans doute[2]. Ce qui compte c'est maintenir le groupe vivant, animé. C'est la fonction même de l'animateur du groupe tant un groupe est fragile.

L'établissement d'une dynamique groupale favorise l'introduction d'un narcissisme collectif qui peut, un temps, être une véritable prothèse narcissique en cas de défaillance

---

[1] L'apotemnophilie et l'acrotomophilie cherchent à gagner en visibilité sociale, sinon en légitimité. Ses adeptes se regroupent sur des cyberforums, s'échangent conseils et adresses pour obtenir ce qui leur apparaît essentiel, leur amputation. Voir D. Bourgeois, M-J Grasso : L'apotemnophilie comme destin social et personnel. Santé mentale N° 143, décembre 2009.

[2] P. Privat, D. Quelin-Souligoux : (2007) Quels groupes thérapeutiques ? Pour qui ? Coll. *Groupes thérapeutiques*, Édition Erès.

narcissique massive du sujet, qui peut devenir un narcissisme d'appoint, un modèle narcissique aussi. Cette dynamique favorise les processus identificatoires et permet par ailleurs une évaluation de ses capacités inter-relationnelles et un ajustement progressif de ces modalités par le sujet. Elle resocialise l'individu dans une néo-microsociété homogène et protectrice. L'humain est un être social, le sujet borderline est en difficulté d'ajustement social, l'adolescent aussi, par essence. Il est donc fondamental de le voir évoluer en situation sociale, et le groupe thérapeutique, qu'il soit officiellement ou non nommé ainsi, constitue une microsociété qui peut être analysée comme toutes sociétés.

La fonction thérapeutique du groupe est implicite, elle s'appuie sur différents facteurs. L'inclusion dans un groupe permet d'emblée une reconnaissance du trouble, c'est-à-dire que le sujet pourra s'apercevoir que s'il est porteur d'une singularité, il n'est pas le seul, et que d'autres que lui expérimentent une histoire de vie analogue, s'en accommodent, ou pas, font avec, c'est à dire développent des stratégies de survie. C'est déjà énorme pour certains sujets qui se sont longtemps considérés comme uniques, voire anormaux et maudits et se culpabilisent de leur fonctionnement. Appartenir au groupe permet au sujet de cultiver son adaptativité et d'expérimenter des processus de régulation émotionnelle. Dans un groupe, circulent et s'imbriquent divers niveaux, intellectuel (la thématique du groupe), émotionnel (ce qui est ressenti en situation groupale) entre autres, et le sujet s'y confronte. Certains groupes, tel que les jeux de rôles et le psychodrame analytique s'appuient sur des soubassements théoriques issus de la psychanalyse, sur la notion de régulation du groupe, dans sa dimension consciente et inconsciente, ceci est à prendre en considération. La plupart des groupes thérapeutiques actuels se veulent plus « concrets », ils se revendiquent comme étant d'essence psycho-éducative parfois, mais au-delà d'effets de mode, et de la théorisation préalable du modèle utilisé, les mêmes mécanismes sont en jeux, il suffit parfois de les connaître, de les accepter pour leur donner sens et efficacité. Au fond, une bande d'adolescents est un groupe d'entraide mutuelle, un groupe de pairs, et la psychodynamique en jeu est de même nature. Se pose la question du régulateur/ médiateur : éducateur sportif, chef scout, peu importe, c'est d'une figure de l'autorité qu'il s'agit mais en l'occurrence, pour que ça fonctionne, c'est plus l'image du grand-père qui est convoquée, que celle du père idéal.

Entrer dans un groupe dédié, ne pas être « le seul dans son cas », nommer le trouble et le mettre en rapport avec une psychogenèse ou une sociogenèse, ce qui permet de le circonscrire et de le dédramatiser, est un mode d'entrée dans le mouvement. A partir de cela, se met en action un processus identificatoire puis identitaire : « Je suis une fibromyalgique, je ne suis pas seulement ce qu'on ne disait de moi autour de moi, une femme qui se plaint tout le temps de ses douleurs ».

*Vignette clinique n° 21*

Au début de l'épidémie de fibromyalgie (années 2000), nous avons eu à rencontrer de nombreuses femmes étiquetées ainsi, adressées à la psychiatrie faute de mieux, tous les bilans somatiques pratiqués étant normaux. La comorbidité douleurs-dépression est fréquente, sans que l'on ne puisse déterminer sinon au cas par cas si la douleur chronique favorisait la dépression, par épuisement et par les conséquences sociales du tableau clinique, ou bien si la dépression se traduisait, dans une perspective psychosomatique, par ces douleurs ressenties, erratiques incoercibles, épuisantes. Le traitement associait antidépresseurs et antalgiques, chacun ayant ses effets positifs et secondaires, la démarche psychothérapique, lorsqu'elle était proposée restituait la plupart du temps un matériel psychique pauvre et non spécifique (problématique abandonnique, troubles de la personnalité, vécu anaclitique). Nous avions essayé d'introduire une séquence remotivante : faire passer ces sujets du statut de victime (victime d'une fibromyalgie et des injustices associées) au statut de survivant(e) (« j'arrive à faire avec, j'avance, je ne suis pas suicidaire, je me bats ») puis de militant(e) en les orientant vers les associations naissantes de patients fibromyalgiques. Une de nos patientes, très vite très impliquée dans son association nous fit part de son dilemme : après quelques mois, lancée à fond dans son association, elle ne ressentait plus de douleur. Restait-elle légitime pour continuer à militer ? Son identité de militante l'avait aidé à dépasser la symptomatologie.

La démarche psychothérapique individuelle est un élément clef mais elle peut/doit être potentialisée par une approche groupale. On a pu comparer les deux approches[1]. Participer à un groupe thérapeutique est une immersion dans une dynamique de groupe, une culture du groupe, et aussi des rencontres qui constituent une ébauche, sinon un ersatz de socialisation. La structuration du groupe importe peu, groupe ouvert ou fermé, mais limité dans le temps, maximum une année pleine, ce qui implique l'introduction du facteur temps et la possibilité d'un travail y compris sur la clôture du groupe, prémisse, ou pas à la naissance d'un autre groupe, avec d'autres participants ou d'autres buts. L'important est de lutter contre la chronicisation du groupe, qui le dévitalise. Il importe aussi, puisque les groupes dédiés s'adressent à des sujets fragiles, d'éviter l'écueil d'une éventuelle dynamique pathogène de groupe, une contagion suicidaire par exemple, ou bien une dérive sectaire car il y a peu du groupe thérapeutique à la secte.

On peut rêver à la constitution de groupes de patients Schopenhauer, groupes de pairs, ce qui serait de nature à développer toute la dynamisation narcissique que l'on retrouve dans les autres groupes. Irving Yalom, psychiatre et

---

[1] S. Djapo Yogwa, A Forestier, R. Ozbora (2008) : un modèle de groupe thérapeutique pour adolescents in *Psychothérapies*, 2008/1 vol. 28 ; Médecine et hygiène édit.

écrivain américain, a écrit « La méthode Schopenhauer[1] », ouvrage de fiction mais qui décrit la dynamique narcissisante et régulatrice d'un groupe thérapeutique ordinaire basé sur des conceptions issues pour partie de la psychanalyse et sur la philosophie comme apprentissage de l'existence, qui relate l'évolution psychique des participants-personnages. Le personnage central de Philip Slate, l'un des protagonistes, est sans doute, à sa façon un sujet Schopenhauer par ses antécédents, ayant développé sa propre stratégie de survie, pseudo perverse en l'occurrence, et le lien fait dans le roman avec la biographie d'Arthur Schopenhauer comme misanthrope et individu intelligent et sensible au monde éclaire la dimension philosophique et téléologique du processus thérapeutique, comme « pédagogie psychothérapique », selon Irving Yalom. Cette lecture peut être conseillée aux jeunes patients Schopenhauer, elle sera alors un excellent thème de discussion, donc de thérapie.

## Chapitre XVI : Le voyage initiatique

Nous proposons souvent aux familles, sous des formes adaptées à leur budget, une sorte de voyage initiatique impliquant l'adolescent en difficulté existentielle et l'un des parents. Le père quand il existe une problématique identificatoire forte, la mère... Un seul des deux parents en tout cas car c'est d'une dyade actualisée qu'il s'agit (évacuant le spectacle de la problématique du couple parento-conjugal même et surtout s'il n'est pas conflictuel). Le but est de mettre en route un voyage, en tout cas de proposer un espace-temps singulier mettant en présence parent et enfant. Cela va du GR 20 en Corse, au trekking au Népal, voire à l'indication d'une cure ayurvédique en Inde. Il est important d'expliquer le

[1] Irving Yalom : *La méthode Schopenhauer* (2008, Galaade Edition). Titre original : *The Schopenhauer cure* (2005, Haper Collins).

projet : la composante d'une prise de temps pour l'adolescent, donc d'un sacrifice de temps et pour partie financier, et en tout cas d'un recentrage sur les besoins de celui qui pose problème (le patient désigné) et qui se retrouve en difficulté. On explique le but de la manœuvre, qu'un père et son fils se retrouvent en quelque sorte obligés de cohabiter, de communiquer, d'avancer ensemble. Lorsque cela fonctionne, ça a des effets extrêmement forts.

C'est l'occasion d'expliquer aux parents lors de l'entretien préparatoire (donc, en dehors de la présence du jeune), certaines constantes de l'existence telle qu'« il faut que tu croisses et que je diminue », et l'importance pour un fils de sinon tuer le père (symboliquement), de soudain prendre conscience de sa fragilité, de sa possible mort, ce qui renvoie à l'énigme, pour un jeune Schopenhauer de se positionner face à quelqu'un qui sait qu'il va/ doit mourir, et qui continue à vivre.

Il est aussi utile de différentier les deux conceptions opposées mais complémentaires de prise en charge d'un enfant : la cour de récréation, prototype d'un espace sécurisé et contenant, dans laquelle on peut laisser évoluer sans risque des dizaines d'enfants sous la surveillance lointaine d'un adulte et la promenade d'un enfant accompagné par un adulte qui va pouvoir l'amener « en le tenant par la main » dans des endroits nouveaux et dangereux, et lui apprendre le danger, lui apprendre à vivre, à survivre. Bien sûr, autant on peut laisser trente enfants jouer seuls dans une cour de récréation, autant on ne peut pas lâcher des enfants sans une surveillance étroite près d'un précipice, il y aurait des risques. Mais si laisser un enfant jouer seul dans une cour de récréation était nocif, l'accompagner à la connaissance du danger est structurant pour lui, et narcissisant. Dans notre proposition de « Raid », c'est d'accompagnement à la nouveauté qu'il s'agit, mais au fond, ce qui est en jeu, c'est le jeune qui va accompagner son parent vers la nouveauté, vers la nouveauté qu'est cet enfant à découvrir, devenu adulte et porteur de risques narcissiques pour le parent.

Il est fréquent que les parents, bien qu'ils aient parfaitement perçu le but de la manœuvre et accepté la proposition, après avoir, y compris, commencé à organiser les choses, une fois que l'adolescent avait pu, lui aussi s'inscrire dans le projet, n'y donnent pas suite, sous les prétextes les plus étranges. Qu'est-ce qui fait qu'un parent, lucide sur les risques psychiatriques en jeu, légitimement inquiet pour son enfant, conscient de l'impact positif d'une telle démarche, ne parvienne pas à dégager du temps (ce n'est pas une question d'argent, en l'occurrence) ? On est au cœur de la problématique Schopenhauer sans doute, qui est une malposition infra-familiale transgénérationnelle. Faute d'avoir été accompagné à temps à côtoyer et à maîtriser le risque de vivre, donc l'expérience primordiale de ce qu'est l'existence, tout se passe comme si le sujet n'était pas capable d'élaborer ses propres stratégies de survie. On retrouve à l'anamnèse, des constellations familiales dans lesquelles les parents sont souvent trop occupés pour « tenir un temps » la main de l'enfant, préférant mettre en place autour de lui un espace sécurisé, trop sécurisé ? Mais il ne s'agit pas là de culpabiliser les parents d'enfants Schopenhauer à l'instar de la « culpabilisation par les psy » jusque dans les années soixante-dix, des parents d'enfants autistes, puis des parents de schizophrènes. Nous ne cherchons qu'à trouver du sens rétrospectif à des propositions de pistes thérapeutiques qui fonctionnent. Cette proposition se combine avec, au décours de la psychothérapie, la question de l'assise du socle affectif. Quel est le dernier moment où vous avez été heureux ? La question est directe, elle désarçonne souvent le sujet, elle le laisse perplexe, mais le restitué est souvent le même, il renvoie à une période où la vie avait du sens, parce que le monde était simple, et plein, à une époque où la question du sens de la vie ne se posait pas puisque la temporalité n'était pas encore linéaire, avec un passé, un présent et un futur confinant à la fin, à la fin de la période de latence, en fait, juste avant le bouleversement introduit par l'entrée dans la crise d'adolescence. De fait, la proposition du voyage avec un parent, de cette escapade accompagnée aux bords du précipice, réactive et tente de donner une issue à une angoisse existentielle qui pourrait être un organisateur au sens de Spitz : « Je vis, pourquoi ? »

*Vignette clinique n°22 : le voyage impossible*

Antoine, 19 ans, cf. vignette clinique N°2, nous avait été adressé en urgence pour risque suicidaire. C'est un jeune intelligent, côté à près de 160 de QI, il a toujours été un élève brillant, mais d'un caractère ombrageux. Issue d'une famille bourgeoise, il a très tôt été attiré par le scoutisme et les idées traditionalistes, contrairement à ses parents plutôt laïcs et de gauche, il est maintenant chef scout, à un haut niveau. Il est croyant, il se définit comme catholique intégriste, nostalgique de la messe en latin, campant sur des positions radicales. Il a tout lu sur les autres religions. Il est plutôt attiré par l'Orthodoxie mais il préfère rester catholique pratiquant. Après avoir obtenu le baccalauréat brillamment, il s'est engagé dans un cursus scientifique en « prépa grandes écoles », il a toujours réussi mais là, il est en panne : panne d'inspiration, panne d'envie. Il a raté, de peu l'examen d'entrée à Centrale et à Polytechnique, tout en ayant réussi le concours d'entrée à d'autres écoles, estimées mais moins prestigieuses. Il a encore le droit de se présenter l'année suivante mais son discours est clair : puisqu'il ne sera jamais de l'élite de l'élite, il ne sera rien, et la mort avant de commencer une vie ratée est pour lui la seule issue envisageable, d'où l'inquiétude de sa mère et de ses proches. Son généraliste nous l'a adressé avec un co-diagnostic de dépression et de psychose débutante, sa famille est demandeuse d'un traitement antidépresseur, lui, ne demande rien ! Il a pourtant accepté de nous rencontrer comme pour démontrer l'inefficacité de tout et nous a expliqué avec détachement l'idée de sa mort prochaine, déjà programmée

« si. » Il a conscience de son intelligence, il l'admet mais il en souffre plus qu'il n'en profite, il a conscience de son caractère tranché, qui va au-delà d'une psychorigidité. Il n'est pas déprimé au sens classique. Il dort bien, il mange bien, il n'est pas triste, il ne pleure pas, ne se culpabilise pas, n'a pas de vécu d'indignité. Il n'est pas aboulique puisqu'il veut « tout », il n'est pas apragmatique puisqu'il continue à s'impliquer dans le scoutisme (comme s'il était resté fixé à cette période intermédiaire entre latence et adolescence), à organiser avec efficience des activités. Il a simplement cessé de travailler ses matières universitaires, celles qui préparaient son avenir. Et il a coupé avec ses condisciples. Mais il lit beaucoup, sur la politique, la religion, la philosophie. Il verbalise simplement vouloir mourir puisque pour lui, la vie, c'est tout ou rien, et qu'il ne sera pas le chef qu'il voulait être puisqu'il a raté l'entrée dans le Saint des Saints du cursus royal qui l'aurait amené à de hautes fonctions, là où il aurait pu changer les choses, et imprimer sa marque. Interrogé sur ses lectures philosophiques, sur Schopenhauer en particulier, il nous dira sans surprise qu'il fait partie de ses auteurs favoris. Il a lu beaucoup de choses de lui, s'en est imprégné. Il partage sa vision pessimiste du monde et sa causticité noire. Il est d'un humour froid et cinglant, comme politesse de son désespoir (cf. Kierkegaard). Lors des séances, il est capable de nous citer longuement et avec pertinence Schopenhauer qu'il connaît mieux que nous (et Nietzsche aussi), il lit aussi les philosophes cyniques et épicuriens. Il est passionné d'histoire et de littérature. Mais que fait-il en prépa scientifique ! Sans critère clinique pour instaurer un traitement psychotrope (anti-dépresseur ou antipsychotique) que par ailleurs il refusait, nous avons axé la prise en charge sur la recherche conjointe d'un autre sens à son existence, sur la prise en compte du facteur temps, sur ses relations actuelles avec ses parents. Sa mère l'avait conçu, volontairement alors qu'elle approchait de son échéance physiologique à procréer, avec un homme plus âgé qu'elle, avec lequel elle n'a jamais vécu que ponctuellement, un homme intellectuellement brillant, mais qui ne voulait plus d'enfant, et qui par ailleurs a perdu son premier fils par suicide, ce que nous apprendrons au fil des rencontres familiales de façon parcellaire. Notion néanmoins chez Antoine d'un chagrin d'amour quelques mois auparavant, ce qui a pu contribuer à perturber ses révisions, ce qui a initialement été mis en avant par sa famille pour expliquer son anhédonie et sa « dépression ». Par la suite, la problématique suicidaire ayant pu être dépassée à travers la mise en place d'autres solutions existentielles partielles mais faisant appel à ses capacités psychoplastiques, nous avons exploré ses difficultés relationnelles avec son père biologique, homme brillant mais égoïste, sans doute brisé par la vie, son premier fils s'étant suicidé à l'âge qu'avait Antoine au moment où nous avons eu à le suivre, ce dernier ignorant officiellement tout de la mort de ce demi-frère tandis que sa mère s'inquiétait sans pouvoir en parler d'une possible dramatique répétition et que son père, informé, préférait se voiler la face. Au décours d'une rencontre familiale (père, mère et Antoine), abordant enfin la difficulté relationnelle du jeune avec son père, nous avons suggéré le voyage conjoint d'Antoine et de son père. Il n'était pas question d'aller marcher au bout du monde, le père, trop âgé, ayant allégué des problèmes de dorsalgies et de sciatalgies. Père et fils ont néanmoins pu tomber d'accord sur le projet de partir ensemble faire une retraite spirituelle d'une semaine dans un monastère. Paradoxalement, alors qu'ils avaient du mal à se parler, ils ont proposé d'aller dans un endroit où il leur serait interdit de se parler. Par contre, ils ont pu, au préalable, discuter gravement de l'ordre du monastère dans lequel ils iraient, l'un voulant se recueillir sur de la musique baroque, l'autre voulant n'entendre que des chants grégoriens. Leur discussion, argumentée et démontrant à chacun leur grande culture réciproque, le fait qu'au fond ils étaient de la même trempe, les rapprocha, naturellement, sous le regard ému de la mère. Mais ce n'est pas pour cela qu'ils ont pu partir effectuer cette retraite. De report en report, le temps a passé, et rien n'a été concrétisé. Pourtant Antoine est allé progressivement mieux, il a surmonté son positionnement nihiliste, il s'est inscrit en faculté, il s'est accroché.

Notre expérience montre que la proposition du voyage se heurte souvent, sinon à un refus, du moins à un non-fait, qui parle pour cette impossibilité à se côtoyer simplement. Pourtant, même non mise en acte, elle a toujours eu des effets stimulants et restructurants, comme si pour ne pas s'y trouver confrontés, d'autres solutions émergeaient obligatoirement.

## Conclusion

A travers ses déclinaisons sociales, l'adolescence est le champ naturel de l'expérience et des limites de la toute-puissance subjective. Elle est un état limite physiologique et en ce sens, elle déplie l'urgence de la question du narcissisme, de ses avatars, de ses origines. Les aménagements cliniques borderline sont fréquents durant cette période, ils peuvent perdurer et devenir une infrastructure psychique singulière, un mode d'être-au-monde, douloureux certes, cicatriciel mais cliniquement riche. Pour déterminer ce qu'il y a de singulier en eux, nous avons dû explorer par cercles concentriques, la plupart des pathologies de l'adolescence, et la plupart des pathologies psychiatriques, en fait. Car ils sont tout cela. Certains adolescents, peut-être parce qu'ils sont doués intellectuellement et émotionnellement, questionnent encore plus durement, et précocement le sens de leur existence. La tentation suicidaire qu'ils ressentent et mettent en acte parfois, les conduites à risque qu'ils développent parlent pour cette interrogation primordiale. C'est la psychiatrie qui est convoquée à leur chevet, et les réponses actuelles, symptomatiques pour la plupart n'épuisent pas leur souffrance. En postulant le concept de syndrome de Schopenhauer, nous essayons d'ouvrir des pistes thérapeutiques adaptées à l'enjeu. Des pistes qui peuvent sans doute convenir à d'autres types de structure psychique car elles renouent avec la dimension humaniste du soin en psychiatrie, en psycho-pédagogie aussi. Ce sont des pistes qui repositionnent la souffrance humaine dans une dimension globale, essentielle, et non plus seulement chimio-biologique. Les idées sont traduisibles en mots, les mots sont écrits avec des lettres, mais le sens de l'idée, ce qu'un humain peut y trouver, dépassera toujours l'intérêt à porter aux lettres du mot ou à l'encre qui visualise ces lettres. Certains de nos patients nous ramènent à cela, à l'essence philosophique de la relation d'aide. Les différentes vignettes cliniques que nous avons présentées illustrent la richesse de la problématique et la complexité d'une approche souvent acrobatique.

# Table des matières

## Psychologie et psychanalyse

## aux éditions L'Harmattan

*Dernières parutions*

**POUR UNE PSYCHANALYSE DIALECTIQUE**
*Robion Jacques*
La cure analytique a pour but de mettre à jour une contradiction, en relation avec un refoulement. Celui-ci doit être supprimé, afin que le sujet puisse retrouver sa capacité de synthèse. L'auteur s'appuie sur les concepts de l'identification, de la négation et de la synthèse pour montrer la nature dialectique de la psychanalyse.
*(11.50 euros, 82 p.)*
*ISBN : 978-2-343-13639-4, ISBN EBOOK : 978-2-14-005326-9*

**PSYCHOPATHOLOGIES DE LA MATERNITÉ**
**Le cas des fausses couches répétées**
*Izquierdo Anne-Tina*
Les psychopathologies de la maternité touchent environ 20 % des femmes. Cet ouvrage examine la problématique des fausses couches à répétition. L'auteur pose la question du rôle de l'inconscient dans l'arrêt d'une grossesse, ainsi que les raisons et les facteurs déclenchants. L'inconscient d'une femme a-t-il un rôle dans l'arrêt des grossesses ?
*(17.00 euros, 156 p.)*
*ISBN : 978-2-343-13526-7, ISBN EBOOK : 978-2-14-005266-8*

**L'OBSERVATION D'UN BÉBÉ DE ZÉRO À DEUX ANS DANS SA FAMILLE**
**Commentaire psychanalytique**
*Athanassiou-Popesco Cléopâtre*
Cet ouvrage livre le témoignage par l'auteur de l'expérience acquise durant des années dans l'observation du bébé dans sa famille. L'auteur donne les clés qui permettent d'analyser les premiers développements du bébé d'un point de vue psychique, notamment grâce à l'importance du lien avec la mère. Le lecteur pourra, grâce à l'ouvrage, se faire une idée de l'observation psychanalytique de l'enfant.
*(Coll. Études Psychanalytiques, 30.00 euros, 288 p.)*
*ISBN : 978-2-343-13444-4, ISBN EBOOK : 978-2-14-005228-6*

**INFLUENCE SOCIOCULTURELLE SUR LA SOUFFRANCE PSYCHIQUE**
**Une question de place**
*Volta Agnès, Rollet Jean-Claude*
État d'instabilité, manifestations d'anxiété, décohésions familiales, épuisement professionnel connaissent un fort accroissement aujourd'hui. Leur origine semble liée aux transformations profondes de notre société et la difficulté d'y

trouver sa place tant dans la vie personnelle que professionnelle et sociétale. À l'écoute des patients, le psychothérapeute est confronté à la manière dont la société génère ses propres symptômes capables d'influencer les symptômes individuels.
*(Coll. Psycho-Logiques, 14.00 euros, 122 p.)*
*ISBN : 978-2-343-13525-0, ISBN EBOOK : 978-2-14-005251-4*

**LE TEMPS ET LE CERVEAU**
**Rêve, psychanalyse et neurosciences**
*Movallali Keramat*
À partir de la découverte freudienne et de l'enseignement lacanien, l'auteur propose une appréhension de la pulsion en général et du rêve en particulier. Il interroge les neurosciences par leur développement, mais aussi leurs découvertes dans le domaine du rêve comme un état altéré de conscience. Le défi est alors de confronter la psychanalyse aux neurosciences modernes pour surmonter leur divergence.
*(Coll. Psychanalyse et civilisations, 39.00 euros, 434 p.)*
*ISBN : 978-2-343-13524-3, ISBN EBOOK : 978-2-14-005289-7*

**LES RÉPARATIONS THÉRAPEUTIQUES**
*Robion Jacques*
Il n'y a pas de psychothérapie qui ne soit une tentative de réparation. L'auteur présente dans cet ouvrage le rapport entre la perturbation psychique (fonction d'information) et synaptique (fonction neuronale). Il faut tout d'abord déterminer d'où vient la panne, pour pouvoir savoir où porter la réparation.
*(10.50 euros, 70 p.)*
*ISBN : 978-2-343-13569-4, ISBN EBOOK : 978-2-14-005323-8*

**PRÉVENTION, VOUS AVEZ DIT PRÉVENTION ?**
*Association La Maison Verte*
Admis et partagé par l'ensemble des intervenants dans les lieux d'accueil Enfants-Parents, le terme de «Prévention» reste trop générique pour préciser la pratique et l'encadrement des troubles et dysfonctionnements importants auxquels il s'applique. Cet ouvrage retranscrit le colloque de La Maison Verte, lieu d'accueil ouvert aux jeunes enfants et aux parents, qui s'est tenu en janvier 2017.
*(Coll. Études Psychanalytiques, 17.00 euros, 164 p.)*
*ISBN : 978-2-343-13185-6, ISBN EBOOK : 978-2-14-005365-8*

**PSYCHOLOGIE DE L'ENFANT ET PÉDAGOGIE EXPÉRIMENTALE (1905)**
*Claparède Édouard - Présenté par Andreea Capitanescu Benetti et Olivier Maulini*
*Psychologie de l'enfant et pédagogie expérimentale*, publié par Édouard Claparède en 1905, a jeté les bases d'une vision nouvelle de l'enseignement. Cet ouvrage reproduit l'édition originale du texte du psychologue, en y ajoutant des analyses signées par des chercheurs en éducation. Les concepts clés de la motivation et de l'apprentissage scolaire sont ici reposés.
*(Coll. Encyclopédie psychologique, 20.00 euros, 190 p.)*
*ISBN : 978-2-343-13585-4, ISBN EBOOK : 978-2-14-005383-2*

**RENCONTRES AVEC LA CASTRATION MATERNELLE**
*Sous la direction de Dominique Wintrebert Georges Haberberg et Elisabeth Leclerc-Razavet – Préface d'Alexandre Stevens*
La castration maternelle est un concept-clé de la psychanalyse que Freud nous a transmis. Il a fait frissonner son temps en mettant au centre de la doctrine psychanalytique l'enjeu structural, pour l'enfant, de la découverte de la position de la mère dans la sexuation, dans son rapport au père. Le petit d'homme commence par l'ignorer, mais fait après-coup cette découverte pénible qui le met en crise. Ce concept a été diversement exploité dans la psychanalyse jusqu'à ce que Lacan lui donne toute sa puissance symbolique. Qu'en est-il aujourd'hui ?
*(Coll. Études Psychanalytiques, 20.00 euros, 182 p.)*
*ISBN : 978-2-343-13531-1, ISBN EBOOK : 978-2-14-005189-0*

**L'INTESTIN, L'AUTRE CERVEAU ?**
**Le point de vue d'un psychologue hospitalier**
*Viard Philippe*
Les médias ont souvent l'habitude de mentionner l'intestin comme «second cerveau». L'opinion populaire a depuis longtemps présenté le ventre comme siège des émotions. Pour l'auteur, la vie nerveuse est un tout. Il s'agit ici d'améliorer les soins des personnes souffrantes, de les comprendre et non de disserter sur une nouvelle métaphysique neuropsychologique.
*(Coll. Psyché de par le monde, 21.50 euros, 200 p.)*
*ISBN : 978-2-343-13197-9, ISBN EBOOK : 978-2-14-004972-9*

**LE MODÈLE DE L'INTERPRÉTATION PERCEPTIVE D'HERMANN RORSCHACH**
*Silberstein Fernando*
En 1921, Hermann Rorschach publia son test de tâches d'encre sous le nom de *Psychodiagnostic*. Ce livre présente une analyse des conceptions théoriques de Rorschach, de ses sources intellectuelles et des influences culturelles directes et indirectes subies pour arriver à une compréhension approfondie des idées innovatrices de son auteur.
*(Coll. Psycho-Logiques, 15.50 euros, 146 p.)*
*ISBN : 978-2-343-00962-9, ISBN EBOOK : 978-2-14-005055-8*

**LA PSYCHOTHÉRAPIE NON VERBALE DES TRAUMAS**
**Un autre chemin pour guérir du psychotraumatisme**
*Mayer Bernard*
Bernard Mayer développe depuis les années 1980 la Thérapie intégrative Corps-Esprit. Longtemps la psychothérapie a négligé le corps et sa physiologie. Le corps est le centre et point de départ d'une expérience complète qui relie toutes les parties de notre être. Ainsi, la réunification de la personnalité dissociée est rapidement montrée. Cette façon de procéder appréhende le patient dans sa globalité, la place du corps étant au centre de la dynamique de changement.
*(Coll. Épistémologie et philosophie des sciences, 17.50 euros, 160 p.)*
*ISBN : 978-2-343-13260-0, ISBN EBOOK : 978-2-14-005176-0*

**URGENCE ET RELAXATION**
**Comment la relaxation thérapeutique peut-elle répondre à la pression d'une demande urgente ?**
**13e Colloque de la SFRP**
*Sous la direction de Christophe Peugnet, Philippe Nubukpo, Frank Suzzoni et Aurore Juillard*
Comme de nombreuses psychothérapies, la cure de relaxation s'inscrit dans une durée imprévisible et non quantifiable. Cet ouvrage repose sur le 13e Colloque de la Société française de relaxation psychothérapeutique et fait état des rapports entre relaxation et durée induits par les transformations de la société.
*(Éditions PENTA, 24.50 euros, 242 p.)*
*ISBN : 978-2-917714-20-1, ISBN EBOOK : 978-2-14-004934-7*

**LA VOIX ENTRE MÈRE ET BÉBÉ**
**La structure de soi dans l'échange vocal**
*Perrouault Dominique*
Quelle est la place de la voix dans le développement psychologique d'un jeune enfant ? Le rapport qui lie la voix au soi émerge suite aux nombreux échanges entre le nourrisson et la mère, personnage central de son entourage. Ces interactions permettent de faire émerger « le soi vocal virtuel », fondé sur ce rapport vocal mère-nourrisson. Avant que l'image prenne l'avantage pour que le moi se dessine, comment le soi s'actualise-t-il donc dans l'échange vocal ? C'est dans le silence de la séparation des voix que pourra éclore celle de l'enfant.
*(Coll. Psychanalyse et civilisations, 18.50 euros, 176 p.)*
*ISBN : 978-2-343-13255-6, ISBN EBOOK : 978-2-14-005172-2*

**AGIR POUR, SUR ET AVEC AUTRUI**
**Les couplages d'activités**
*Sous la direction de Jean-Marie Barbier et Joris Thievenaz*
La notion de couplage d'activités entre sujets semble pertinente pour rendre compte de la polyfonctionnalité des interactions humaines au-delà de leurs intentions. Telle est l'hypothèse de cet ouvrage dont les auteurs s'emparent de façon personnelle au regard de leurs terrains.
*(Coll. Action et savoir, 29.00 euros, 294 p.)*
*ISBN : 978-2-343-13418-5, ISBN EBOOK : 978-2-14-005173-9*

**HISTOIRE SENSIBLE DU TOUCHER**
*Vincent-Buffault Anne*
L'histoire sensible du toucher se compose de caresse, vulnérabilité, chaleur, gestes du travail, transformation de la matière... La douceur côtoie la volonté de maîtrise. Le contact est à l'articulation de l'affect et de la pensée. Il peut ainsi causer une déflagration, ou par son absence marquer les hiérarchies ou engendrer des régimes d'indifférence. L'histoire du toucher est celle de notre ouverture sensible au-dehors.
*(Coll. Clinique et changement social, 19.00 euros, 164 p.)*
*ISBN : 978-2-343-13431-4, ISBN EBOOK : 978-2-14-005153-1*

## Structures éditoriales du groupe L'Harmattan

**L'Harmattan Italie**
Via degli Artisti, 15
10124 Torino
harmattan.italia@gmail.com

**L'Harmattan Hongrie**
Kossuth l. u. 14-16.
1053 Budapest
harmattan@harmattan.hu

---

**L'Harmattan Sénégal**
10 VDN en face Mermoz
BP 45034 Dakar-Fann
senharmattan@gmail.com

**L'Harmattan Cameroun**
TSINGA/FECAFOOT
BP 11486 Yaoundé
inkoukam@gmail.com

**L'Harmattan Burkina Faso**
Achille Somé – tengnule@hotmail.fr

**L'Harmattan Guinée**
Almamya, rue KA 028 OKB Agency
BP 3470 Conakry
harmattanguinee@yahoo.fr

**L'Harmattan RDC**
185, avenue Nyangwe
Commune de Lingwala – Kinshasa
matangilamusadila@yahoo.fr

**L'Harmattan Congo**
67, boulevard Denis-Sassou-N'Guesso
BP 2874 Brazzaville
harmattan.congo@yahoo.fr

**L'Harmattan Mali**
Sirakoro-Meguetana V31
Bamako
syllaka@yahoo.fr

**L'Harmattan Togo**
Djidjole – Lomé
Maison Amela
face EPP BATOME
ddamela@aol.com

**L'Harmattan Côte d'Ivoire**
Résidence Karl – Cité des Arts
Abidjan-Cocody
03 BP 1588 Abidjan
espace_harmattan.ci@hotmail.fr

**L'Harmattan Algérie**
22, rue Moulay-Mohamed
31000 Oran
info2@harmattan-algerie.com

**L'Harmattan Maroc**
5, rue Ferrane-Kouicha, Talaâ-Elkbira
Chrableyine, Fès-Médine
30000 Fès
harmattan.maroc@gmail.com

---

## Nos librairies en France

**Librairie internationale**
16, rue des Écoles – 75005 Paris
librairie.internationale@harmattan.fr
01 40 46 79 11
www.librairieharmattan.com

**Lib. sciences humaines & histoire**
21, rue des Écoles – 75005 Paris
librairie.sh@harmattan.fr
01 46 34 13 71
www.librairieharmattansh.com

**Librairie l'Espace Harmattan**
21 bis, rue des Écoles – 75005 Paris
librairie.espace@harmattan.fr
01 43 29 49 42

**Lib. Méditerranée & Moyen-Orient**
7, rue des Carmes – 75005 Paris
librairie.mediterranee@harmattan.fr
01 43 29 71 15

**Librairie Le Lucernaire**
53, rue Notre Dame des Champs – 75006 Paris
librairie@lucernaire.fr
01 42 22 67 13

www.ingramcontent.com/pod-product-compliance
Lightning Source LLC
LaVergne TN
LVHW021235061026
849535LV00008B/3066